「休み方」を20年間考え続けた
専門家がついに編み出した
あなたを疲れから救う

休養学

片野秀樹

日本リカバリー協会代表理事
博士(医学)

東洋経済新報社

はじめに

「いつも体が重い」

「寝ても寝てもだるく、疲れがとれない」

「会社に行くだけでヘトヘトになる」

「休みの日に何をしていいかわからない。結局、一日じゅうゴロゴロしている」

「週末に寝だめをすると、休み明けはかえってぐったりしてしまう」

あなたはこんな悩みを抱えていませんか?

毎日、仕事や家事で忙しく、ゆっくり休みたいのに休めない。有給休暇はあるけれど、同僚は誰もとらないし、上司がイヤな顔をするので申請しづらい。疲れた体を引きずって出勤するものの、生あくびばかり出て仕事に集中できない。だから能率が落ちて、ますます帰りが遅くなる……。

こんな人は、おそらく日本中に大勢いるのではないでしょうか。

「疲れたら休む」という当たり前のことができないなんて、考えてみればおかしな話です。

そもそも日本人の問題は……、おっと、その前に自己紹介をしておきましょう。

私は一般社団法人日本リカバリー協会代表理事であり、「休養学」という学問を提唱している片野秀樹といいます。世界中すべてを調べたわけではありませんが、休養学と銘打った学問は、海外を含めてまだほかにないはずです。

「疲労」は全人類にとって共通の問題ですが、特に、日本はかつて疲労大国と呼ばれ、自分を犠牲にして働くことが美徳だと思われていました。現在でもその傾向はあり、多くの人が「休むこと＝なまけること」だと捉え、休むことに罪悪感を抱いています。これは大問題だと私はつねづね思っているのです。

健康づくりの三大要素は「栄養・運動・休養」です。この3つのうち、栄養と運動に関しては学問的な体系化が進んでおり、子どもに限らず大人も教育を受ける機会があります。運動については小学校から体育の授業がありますし、体育大学もあります。運動生理学やスポーツ科学など、スポーツに関連する学問もさかんに研究されています。

栄養も同じで、小学生のときから家庭科で栄養の基礎について学びますし、栄養学を専門に学べる大学もあります。

ところが休養だけが、学問として確立していません。おそらく「ただじっとしていればいいのだから、休むことは誰にでもできる」「わざわざ学ぶような話ではない」と思われているからでしょう。

しかし現代人は、今まで人類が経験したことのない種類のストレスや疲労に悩まされています。肉体労働が主流だった昔と比べ、今の労働はパソコンやスマートフォンなどのデジタルデバイスを用いる、神経を使う仕事が主流になっています。そのため**昔と同じ休み方をしていたのでは、疲労がうまくとれない**おそれがあるのです。

本書では、これまで軽視されてきた疲労について、科学的な解説を加え、

- **人はなぜ疲れるのか**
- **疲れても無理をして休まずにいると、人間の体はどうなるのか**
- **どんな休み方をすれば最も効果的に疲れがとれるのか**

といった疑問に答えていきます。

のちほど詳しく説明しますが、疲労とは「痛み」「発熱」と並ぶ、人体の発する警告の1つです。「休まないと危ないよ」と知らせてくれているのです。しかし人間の脳はこの警告を一時的に無視することができてしまいます。だから無理がきくのですが、そのままがんばり続けることは決してよい結果をもたらしません。

また、疲れている人は往々にして「長く眠ること」で疲れをとろうとします。しかし睡眠時間を長くしたり、ベッドやソファで横になったりしているだけでは、かえって逆効果になることをご存じでしょうか。

休養というと、ただボーッとして何もしないことと思われがちですが、これからはそうではなく、もっと主体的な休み方をする必要があります。

本書では休養という行為を7種類に分類し、それらを適宜組み合わせて、自分が最もリフレッシュできる休み方を見つけることを提案しています（これを「攻めの休養」といいます）。自分にぴったりな休み方を見つけることで、休日の価値が何倍にもなることは間違いありません。

一流のアスリートたちは休養の重要性を理解し、しっかり休養をとることで最大のパフォーマンスを発揮しています。同じようにビジネスパーソンもまずはしっかり休む。そして最大の成果を出す。私たちも今後はそんな働き方にスイッチするべきではないでしょうか。

帰宅後は疲れてしまって何もやる気になれず、汚れた洗濯物や皿の積みあがった部屋で呆然《ぼうぜん》としている人。

「疲れてボーッとしていたせいで、大きなミスをしてしまった……」と落ち込んでいる人。

「こんなにきつい仕事は辞めたいけれど、辞めたら生活していけない」と自分にムチ打って出勤する人。

そんな人たちが栄養ドリンクやコーヒーに頼らなくても、深い休息とともに最高の体調を手に入れる方法を本書ではお伝えしていきます。

どうぞリラックスしながら読んでいただければ幸いです。

2024年2月

片野秀樹

目次

第1章
日本人の8割が疲れている

第2章

科学でわかった！ 疲労の正体

第3章

最高の「休養」をとる7つの戦略

第4章 眠るだけでは休養にならない

第5章

新しい「休み方」を始めよう

第1章

日本人の8割が疲れている

疲れている人は25年間で2割も増えた

ぶしつけですが、あなたは今、疲れていませんか？

おそらく、「すごく疲れている」か、「まあまあ疲れている」のどちらかではないかと思います。

なぜそういえるのでしょうか。

われわれ日本リカバリー協会は、就労者10万人を対象に、疲労に関する調査をおこなっています。その結果、ここ数年は全体の**約8割が疲労を抱えて生活していることが判明している**のです。

今からさかのぼること二十数年前、1999年に厚生省が60代までの就労者を対象に疲労度の調査をしたことがあります。このときは、「疲れている」と答えたのは就労者の約6割でした。

図表1－1　疲労感の推移

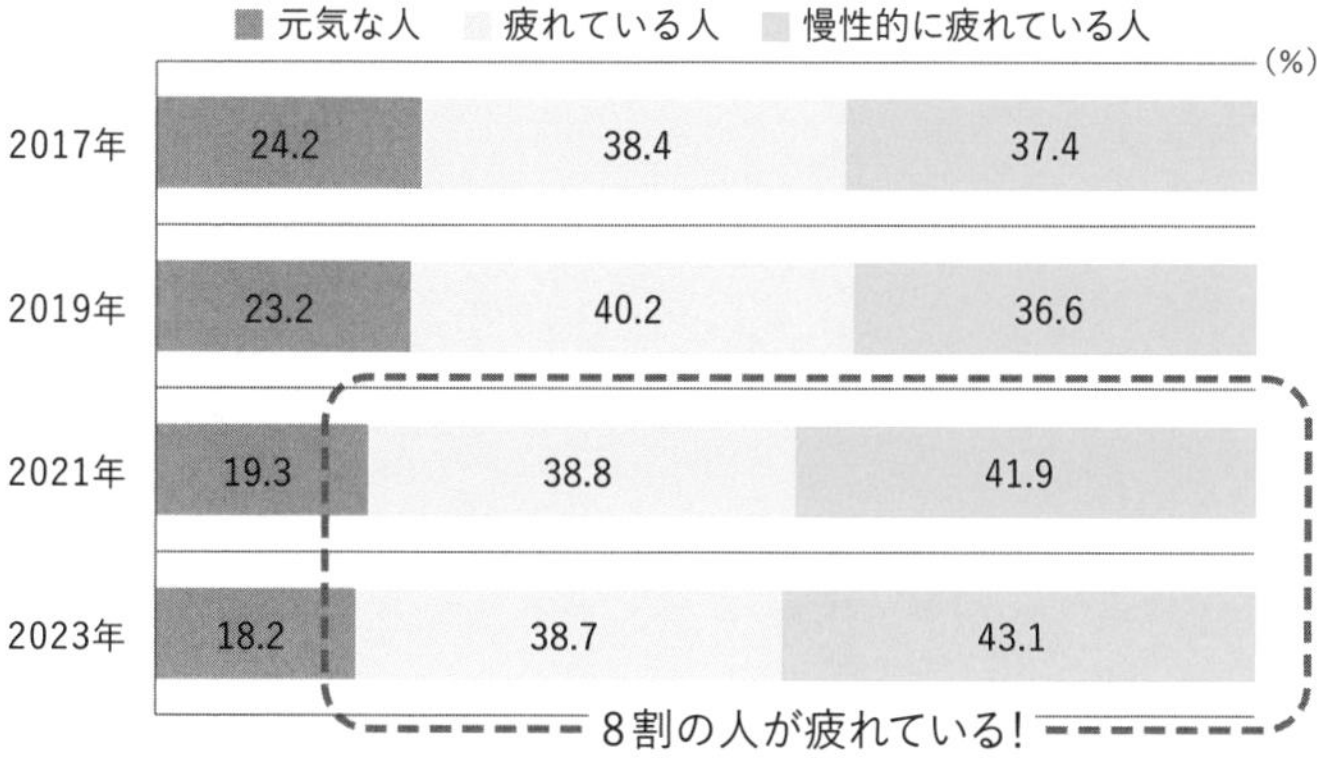

（注）全国の20～69歳の男女10万人が対象
（出所）日本リカバリー協会

つまり、**疲れた日本人はおよそ25年で約6割から約8割に増えた**ことになります（図表1－1）。

約8割とは、「大多数の人が疲れている」といってもいい、驚きの数字です。日本人の「疲れ」は深刻な状況だともいえます。

私たちの調査結果を男女別でみると、男性は76・8％が「疲れている」、あるいは「慢性的に疲れている」と答えています。

一方の女性は80・1％が「疲れている」、あるいは「慢性的に疲れている」と答えているので、女性のほうが疲れているといえます。男女を平均すると78・4％です。この調査の詳細については、またのちほどお話ししましょう。

疲労による経済損失は1・2兆円に上る

1999年の厚生省の調査は、厚生省疲労調査研究班というところが実施しました。この研究班が文部科学省の補助金を受けて、2004年から疲労についての調査をおこなった結果、慢性疲労症候群（生活に支障をきたすような疲労が6カ月以上続く状態）の人たちがもたらす経済損失の金額が明らかになりました。

その額なんと約1兆2000億円に上ります。 びっくりするような数字ですね。しかもこれは、医療費を除いた金額です。

6割の人が疲れていたときで1・2兆円だったのですから、それが8割に増えたら、いったいいくらになるのでしょうか。この試算はまだありませんが、1・2兆円で済まないのは間違いありません。

では、なぜこのような巨額な経済損失が生じるのでしょうか。それは一言でいえば、**疲**

れているのに無理をして働き続けることで、生産性が下がるからです。

最近、企業の生産性を測る指標として、「プレゼンティーズム（Presenteeism）」とか「アブセンティーズム（Absenteeism）」という言葉が使われるようになってきました。お聞きになったことがある方もいると思います。

プレゼンティーズムとは日本語では「疾病就業」と訳され、具合が悪いのに出社していることをいいます。頭痛や胃腸の不調、軽度のうつ、花粉症などのアレルギー症といった「つらくても無理をすれば出社できる程度の疾病」によって、本来発揮されるべきジョブ・パフォーマンス（職務遂行能力）が低下してしまっている状態です。

米国ではプレゼンティーズムによって、年間約１５００億ドル（約21兆円）の損失が出ているそうです。

一方のアブセンティーズムは「病欠」にあたります。プレゼンティーズムの状態がさらに進んで、出社できない状態をいいます。

疲労によってこのような状態になってしまった人にも、企業は給与を支払い続けます。しかし体調が悪いのに無理をしても生産性が上がらないため、〝損失〟としてカウントされてしまうのです。

若い女性がいちばん疲れている

「8割の人が疲れているということは、残りの2割は若い人なのかな」

そう思われる方も多いかもしれません。

しかしわれわれのおこなったアンケートの結果からすると、その逆です（図表1－2）。

実は年代別で見ると、**若い人ほど疲れていて、60代、70代のほうが元気です。** 60代、70代はすでにリタイアしていたり、働いていてもそれほど負荷がかからない仕事だったりするのでしょう。子どもも巣立っていて、可処分所得が比較的多く、時間的にも余裕があり、疲れにくいのかもしれません。

興味深いのは、60代よりも70代のほうが疲れていないことです。60代の男性で元気な人は31・9％ですが、70代になると元気な人は39・4％に増えます。

これは女性も同じで、60代の女性で元気な人は29・4％ですが、70代だと35・5％とな

図表1－2　男女・年代別の疲労状況

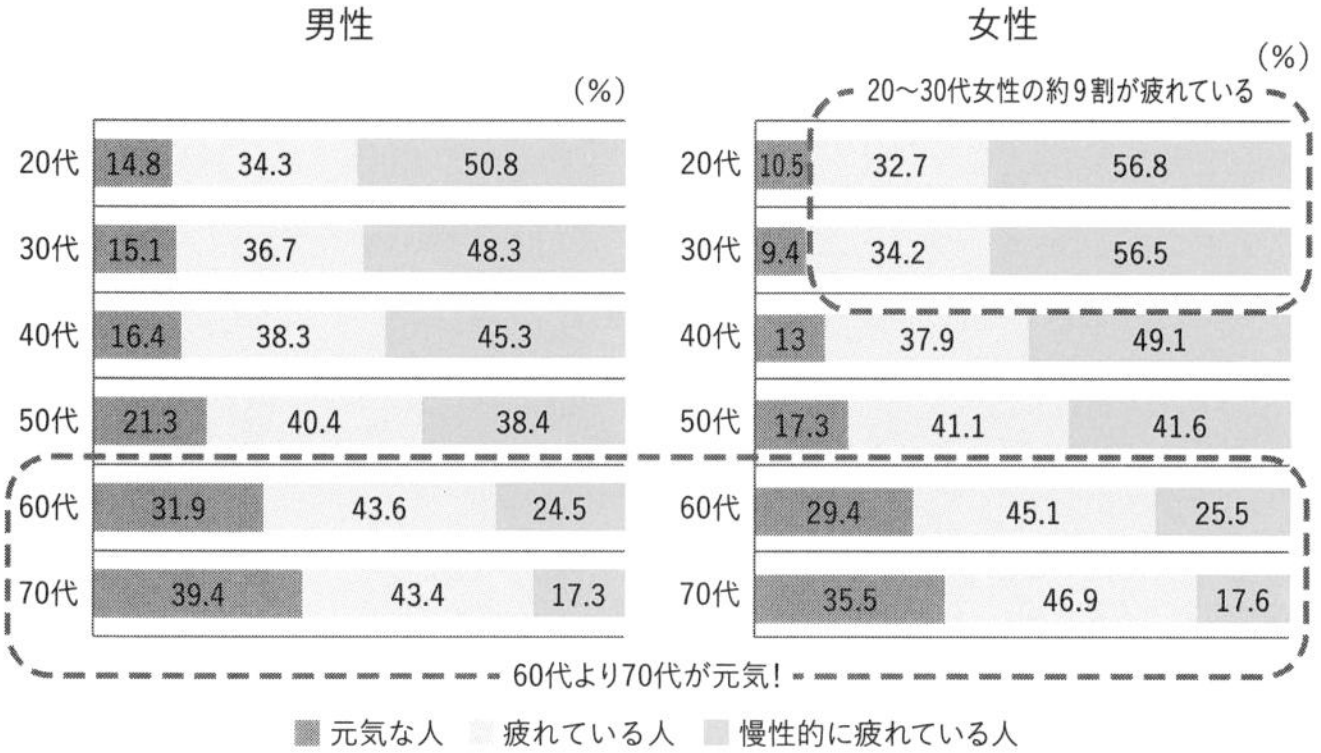

（出所）日本リカバリー協会（2023年）

ります。それでも同年代の男性と比較すると、女性のほうが4%ぐらい元気な人が少なくなっています。

男性よりも女性のほうが疲れているのは若い人も同じです。特に、20代・30代に注目すると、20代の女性は89・5%が「疲れている」と回答しており、30代となるとそれが90・7%になります。なんと**若い女性の約9割が疲れている**のです。

おそらくこの年代の女性は、結婚していれば共働きで仕事をしているのでしょう。かといって家事をしなくていいわけではない。人によってはそこに育児も加わるのですから、大変な生活を送っているのだろうと推察されます。

若い人ほど日中の眠気が強い

ＯＥＣＤ（経済協力開発機構）の調査によれば、日本の女性の睡眠時間は世界的に見ても短くなっています。

厚労省の調査でも、若い人ほど日中に眠気を感じていることがわかっており、20代では50％近い人たちが眠気を感じています（図表1－3）。

若い人が昼間に眠気を感じることが多いのに対して、高齢者は昼間の眠気を感じなくなります。加齢とともに眠気をあまり感じなくなるという生物学的な要因に加え、60代になると仕事を引退する人が増えるので、十分に睡眠をとれるようになるのかもしれません。

男性よりも女性のほうが眠気を感じているのは、やはり女性のほうが疲労度が高いことと関連があるのでしょう。

いずれにせよ、これまで見てきたデータからわかるのは、**日本人は間違いなく疲れてい**

図表1－3　日中に眠気を感じる人の割合

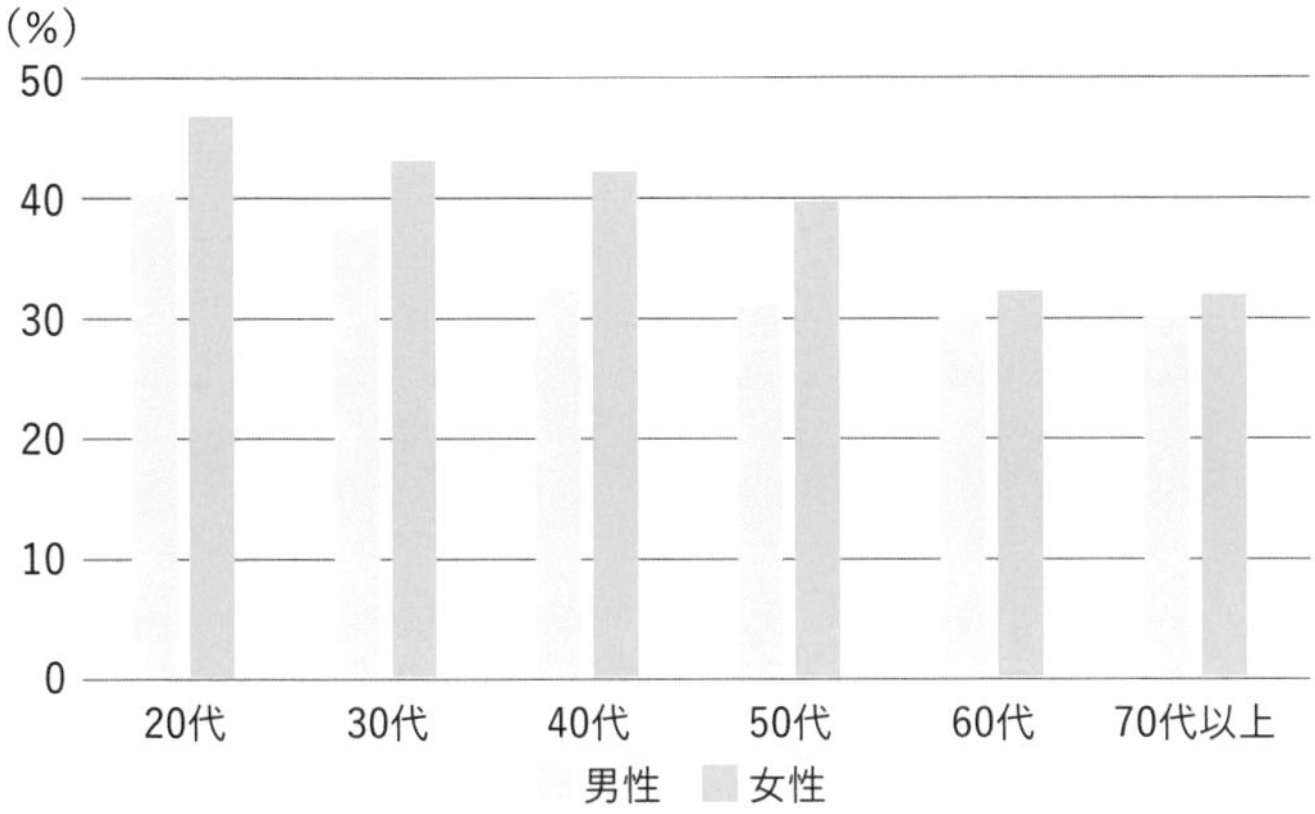

（出所）厚生労働省「令和元年国民健康・栄養調査結果」

るということです。

１９９９年のデータでは疲れを感じている人は全体の約6割だったのに、それがいま約8割になっているということは、今後この流れがさらに加速するかもしれません。もしもこのまま疲れた人がどんどん増えて、**疲れた人が10割になったら世の中はどうなってしまうのでしょうか。**

生産性が低いから経済成長も見込めないでしょうし、疲れているとミスが起きやすくなりますから、人命にかかわるようなとんでもない事故が起こる可能性もあります。特に、乗り物の運転手や医療従事者など、人の命を預かる仕事に就く人たちの疲れは、安心・安全な社会の妨げにさえなります。

いまだに「休まないのが美徳」とされている

ある年代より上の人は、「日本人は働きすぎだ」とか「働きバチだ」とさかんにいわれた時代があったことを覚えているでしょう。

しかし、現在の日本の勤務時間の長さや休日の日数などを諸外国と比較すると、**実はそれほど働きすぎというわけではありません。**

とはいっても、勤勉な国民性であり、休むことを罪悪と捉える傾向があるのはたしかです。

たとえば職場では、「おはよう」「こんにちは」というあいさつの代わりに「お疲れさま」と声を掛け合いますね。

グーグル翻訳で「お疲れさま」を英語に翻訳してみると、「Thank you for your hard work.」と出ます。直訳すると、重労働をしてくれてありがとう、というような意味です。

こんなあいさつが日常的に交わされているのは、**疲れているのが当たり前**という共通認識があるからなのではないでしょうか。

ここにはわれわれ日本人の、「粉骨砕身して働くことが当然である」という意識のあり方があらわれているように思います。休まずに出勤することが、いまだに美徳とされているのです。

「働かざる者、食うべからず」ということわざがあるのもうなずけます。

一方、英語のあいさつは「Hi, how are you?」です。

こんなふうに聞いてくれれば、元気なら「Fine.」、そうでないなら「Not good.」と答えることができるでしょう。

もっとも、「それほど親しくない間柄では、あまり調子がよくなくても fine と返すのが一般的なのだ」という説もありますが、とにかく体調を尋ねられれば、調子がいいときはいい、悪いときは悪いといいやすいことはたしかです。

ところが先にお疲れさまとねぎらわれてしまうと、調子が悪いとはなかなかいいだせなくなってしまいます。

「疲れているので休みます」といえない

このような日本の職場で、本当に「疲れた」ときにちゃんと休むことはできるのでしょうか。

ここで1つ質問です。**あなたは疲れたことを理由に、仕事を休んだことがありますか?**

朝起きたら何だか疲れている。体も重だるい。そんなとき会社に連絡して、

「今日は疲れているので、休ませてください」

とお願いしたことがある人はどれだけいるでしょうか。

「そんなことをいったら、『冗談はよせ』と一蹴されるに決まっている」

「『君だけじゃない、みんな疲れているんだ。さっさと会社に来い』と返されるのが関の山です」

という皆さんの答えが聞こえてくるようです。

それどころか、有給休暇さえ、上司がイヤな顔をするので申請しづらいというのが現実かもしれません。

何しろ日本は、学校を1日も休まなかった人を表彰する「皆勤賞」まであり、毎日休まず会社や学校に行くこと自体に価値をおく社会です。まだまだ多くの人が、**休むことイコールなまけること、さぼることだと捉え、休むことに罪悪感を抱いています。**

疲れていればパフォーマンスが出ないことはみんなわかっています。それでも自分だけ勝手に休むわけにはいかない。だから出社はするけれど、能率が全然上がらない。いったん出社すれば、上司が帰らないと自分も帰れない。「遅くまで会社に残っていると熱心だ」「早く帰るやつは仕事をしていない」といわれる……。

こうした〝疲れているのが当たり前の社会〟〝疲れたら休むという当たり前のことができない社会〟はやはりおかしいのではないでしょうか。

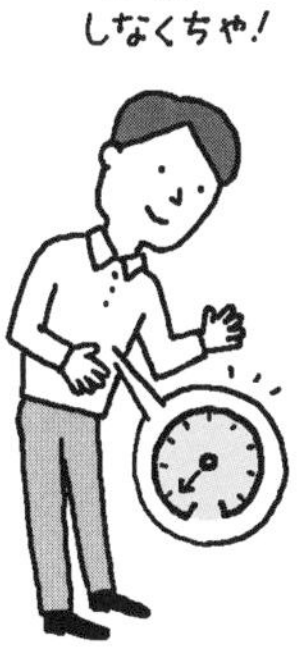

日本人は意外にちゃんと休んでいる

日本人の睡眠時間や労働時間がほかの国と比べてどうなのか、もう少し詳しくみていきましょう。

ＯＥＣＤが２０２１年に国別の平均睡眠時間を調べたデータがあります。ＯＥＣＤ加盟国の平均は５０８分（８時間28分）。日本は残念ながら４４２分（7時間22分）で、**わが国の睡眠時間はOECD加盟国の中で最下位**です。

実はこの手の調査をするといつもワースト1、2を争うのが日本と韓国なのですが、韓国もやはり睡眠時間が短く、7時間51分です。

一方、私も住んでいたことのあるドイツはほぼ平均値で、日本よりおよそ1時間長く寝ていることになります。

労働時間についても、同じくＯＥＣＤの加盟国と比較してみましょう（２０２２年）。

日本は労働時間が長いイメージがありますが、年間で1607時間と、実は世界の平均である1752時間より少ないのです。一方、休みが多いことで有名なドイツは1341時間で、日本と比べると266時間短くなっています。1日8時間労働として計算すると年間でおよそ33日も多く休んでいることになります。

ドイツの例を聞くと、「やはり日本人は働きすぎでは……」という気持ちになりますね。しかし繰り返しますが、日本の平均労働時間は、OECD加盟国平均の1752時間よりも145時間少ないのです。**「休みが少ない」という印象があるわりには、意外と休んでいる**といえそうです。

一方で日本と同じくらい睡眠時間が短い韓国は、年間の平均労働時間が1901時間に上ります。これも1日8時間で計算すると日本より36・8日長く働いていることになります。韓国人は、労働時間が長くて睡眠時間も短いわけですから、かなり疲れているのではないでしょうか。

ドイツ人は日本人より休んでいるし、睡眠時間も長い。楽をしている、といういい方は適切ではないかもしれませんが、比較的疲れていないと推測できます。このことを頭に入れたうえで、先に進みましょう。

ほかの国との違いは「休み方」にあった

ここからはほかの国の人たちが、どんな休み方をしているかという話です。

図表1－4は、日本人、ドイツ人、韓国人たちに「プライベートな時間が増えたら何をしたいですか?」と聞いた結果です。

日本人は「休息・睡眠」という答えが第1位です。それ以外に、プライベートの時間でやりたいことを具体的に挙げた人はそれほど多くありません。

一方で日本よりも睡眠時間が長く、労働時間も短いドイツの人たちの第1位も「休息・睡眠」でした。ドイツでは日本より年間33日間も多く休んでいるにもかかわらず、まだまだ休みたい、もっと眠りたいと思っていることになります。これをどう解釈すべきかは難しい問題です。

それより私が注目してほしいのは、韓国の人たちに「プライベートの時間が増えたら何

図表1－4　プライベートの時間が増えたら何をしたいか

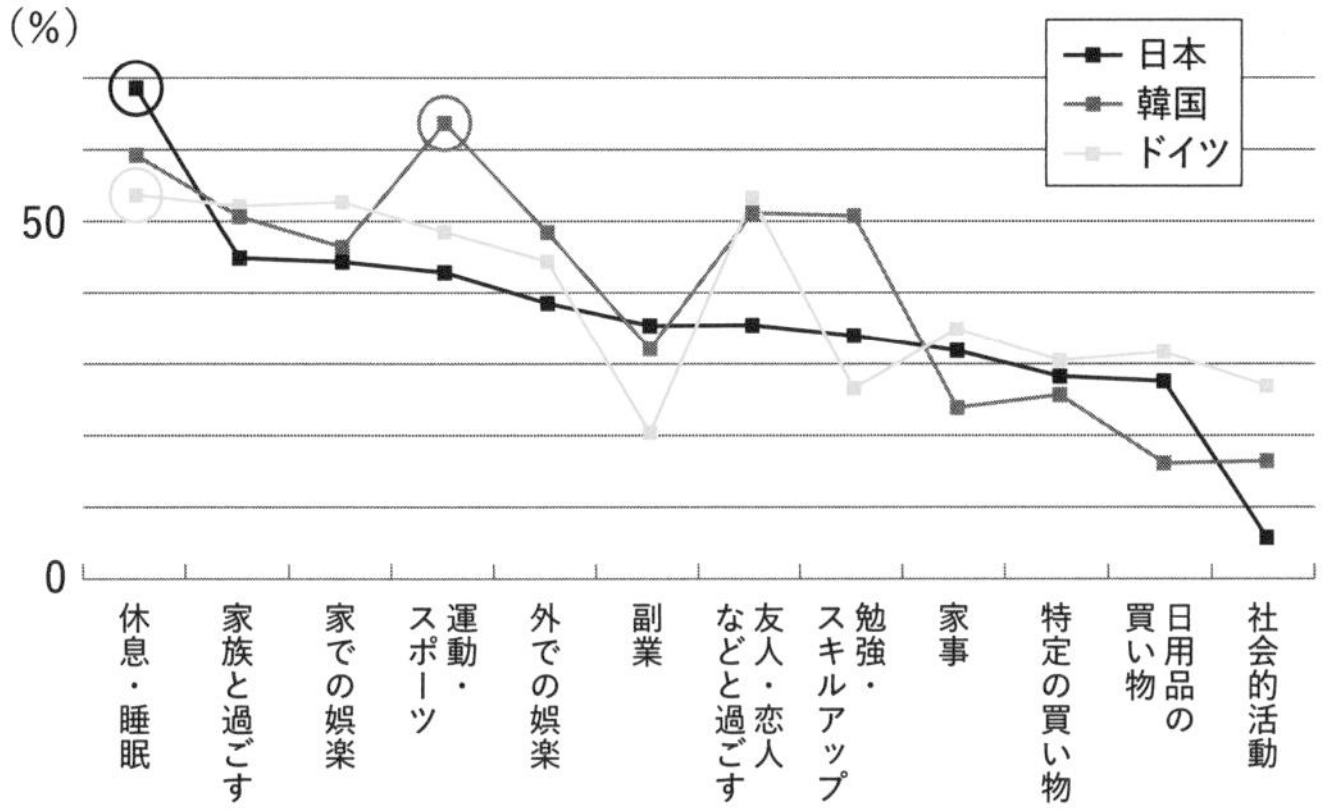

（出所）マクロミル、翔泳社のデータ（2019年）をもとに作成

をしたいですか」と聞いた答えの第1位が「運動・スポーツ」であり、ほかにも「友人・恋人などと過ごす」「家族と過ごす」などが上位に入っていることです。韓国は世界的に見ても睡眠時間が短く、労働時間も長いのに、自由時間があれば体を動かし、親しい人と一緒にいたいというのです。おそらく韓国人は、**運動やスポーツをしたり、家族や友人や恋人と過ごしたりすること自体が休養になる**と考えているのではないでしょうか。

さらにドイツ人は「休息・睡眠」という回答が1位ですが、2位には「友人・恋人などと過ごす」という答えがランクインします。やはり、親しい人と過ごすことが休養になると考えているのです。

「日本は休養の後進国」というのは本当なのか？

ここまでで、日本人は意外にちゃんと休んでいること、ただし睡眠時間は短いこと、休息・睡眠をとるのが休みだと考えていることがわかりました。

このような状況で8割の人が疲れているということは、**どうも日本人は、休みの日数が多いわりに、ちゃんと休めていないのではないか。**あるいは、休養の取り方がうまくいっていないのではないかという疑問が浮かび上がってきます。

かつて安倍晋三元首相が「一億総活躍社会」というビジョンを掲げて、長時間労働の是正など「働き方改革」をおこなったことは記憶に新しいですが、国民の8割が疲れているという調査結果を見れば、改革は功を奏していないといわざるをえません。

国民の大多数が疲れていて、働き方改革も効果を上げていない。「日本は休養の後進国ではないか」と指摘する人もいるようです。

しかし「後進国」という表現はちょっと違うと私は思います。

なぜならあまり知られていませんが、厚生省はすでに1960年代から健康対策の一環として疲労対策を講じているからです。1978年には「国民健康づくり対策」を国民に対して発信しました。以来、10年刻みで第2次、第3次、第4次と、テーマごとの目標値を掲げた対策が打たれ、2023年に第4次が終了しました。

第3次からは「健康日本21」という名前でも呼ばれており、こちらのほうがなじみがあるかもしれません。第5次は2024年の4月から「健康日本21（第三次）」という名称で実施されることが決まっています。期間は12年間の予定です。

さて、その第1次国民健康づくり対策で提唱されたのが「健康づくりの3要素」、すなわち「栄養・運動・休養」です。「健康づくりにはこの3つが大切ですよ。まずは皆さん、この3つを意識した生活を送りましょうね」と、国民一人ひとりにみずからの健康管理を呼び掛けました。今でいうセルフメディケーション（自分自身の健康に責任をもち、軽度な身体の不調は自分で手当てすること）の先駆けです。私が「日本は休養の後進国ではない」といったのは、このように、早くから国が休養の重要性に言及していたからです。**ただし、その後がなかなか続きませんでした。**

休養の大切さがまだまだ知られていない

栄養・運動・休養のうち、第1次国民健康づくり対策で重点が置かれたのは「栄養」です。第2次は「運動」で、「アクティブ80《エイティー》ヘルスプラン」と名づけられました。これによって、栄養と運動の重要性はかなり浸透しました。学校教育でも運動については小学校から体育の授業がありますし、体育大学もたくさんあります。運動生理学やスポーツ栄養学など、スポーツに関連する学問もさかんに研究されています。栄養も同じで、小学生のときから家庭科で栄養の基礎について学びますし、栄養学を専門に学べる大学もあります。

一方、休養については特別な対策はとられませんでした。その間に、**休養に関する政策は後手に回ってしまった**といわざるをえないでしょう。

休養が取り上げられたのは第3次からで、第4次からようやく、休養に関する目標が2つ掲げられました（図表1－5）。

図表1－5　「国民健康づくり対策」の歴史

1980年
1978年〜　第1次
栄養に重点を置いた対策

1990年
1988年〜　第2次
運動習慣の普及に重点を置いた対策

2000年
2000年〜　第3次（健康日本21）
具体的な9分野の目標を設定

2010年
2013年〜　第4次（健康日本21第二次）
休養の目標値を設定
①睡眠による休養を十分にとれていない人の割合を減らす
2009年18.4%→2022年度15%
②週60時間以上の過労働をしている人の割合を減らす
2011年9.3%→2020年5%

2020年
2024年〜　第5次（健康日本21第三次）

1つは、睡眠による休養を十分にとれていない人の割合を減らすこと。具体的には、2009年には18・4%いた睡眠不足の人を2022年度には15%にまで減らすという目標でした。もう1つの目標は、2011年には9・3%いた週60時間以上の過労働をしている人を、2020年には5%にまで減らすこと。つまり、「労働時間を減らして睡眠時間を長くしましょう」という数値目標が明記されました。

しかしこれらの対策が十分だったかというと、そうではないと思います。国民健康づくり対策のスタートから50年近い年月が過ぎましたが、**休養の重要性については、まだまだ知られていない**のが現状です。

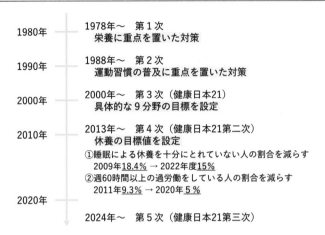

私たちの疲れ方は昔とは大きく変わった

先ほどの日・韓・独調査でも明らかになったように、**日本では「休養とは何もしないこと」とか、単に「寝ること」だと捉えられてきました。**

誰でも休むことは簡単にできるし、特別な技術や知識が必要ではない——こういった考え方が浸透していることが、休養が学問として確立してこなかった理由であり、国としての対策が進まなかった理由だと思います。

しかし、昭和から令和にかけて働き方は大きく変わりました。昭和が肉体労働の時代だったとすれば、令和は頭脳労働の時代です。

さまざまな仕事が現在のように機械化されていなかった時代は、重いものを運んだり、長い距離を移動したりすることによる肉体的な疲労が中心でした。一日じゅう体を酷使するので、夜、家に帰るころにはヘトヘトに疲れています。おかげで夜はしっかり眠れます。

そして朝はまた仕事へ……。そんな、自然のリズムにそった生活ができていました。

しかし今はどちらかというと頭を使う作業が中心です。そうすると、仕事が終わってからも興奮・緊張状態が長く続いて、日常生活のリズムが狂ってしまいがちです。このリズムの乱れが現代人の疲労の大きな原因となっています。このことについては第2章で詳しく説明します。

座ったままできる仕事が増えて体は楽になった一方で、**体はあまり疲れないのに頭だけが疲れることで、結果的に肉体にも疲れが残るようになっているのです。**

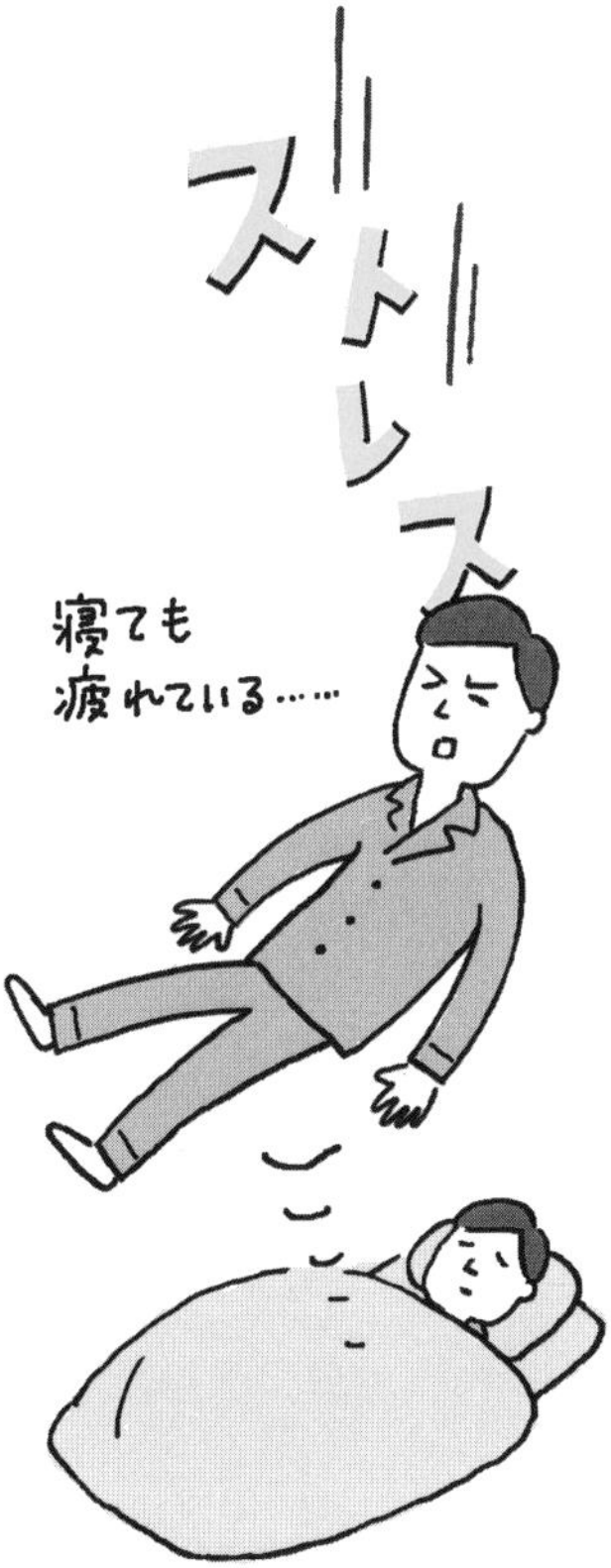

単に体を休めるだけでは疲れはとれない

世の中も大きく変化し続けています。デジタル化によって加速度的にどんどん新しいしくみが出てくるので、それについていくだけでも疲れてしまいます。

1965年生まれの私と同世代の方はわかると思いますが、かつてコンピューターというものは専門の知識のある人だけが、コンピューター言語を使って操作をするものでした。それが1995年に「Windows95」が発売されて以来、誰でもコンピューターを使えるようになりました。それを境にコンピューターがまたたく間に普及して、今や仕事では1人1台以上使うのが当たり前になっています。

同時に、携帯電話ものすごい勢いで普及しました。電話やインターネットがつながれば、どこにいても仕事ができてしまいます。このことは生活を便利にした反面、**以前とは違う種類の疲労を私たちにもたらしています。**

仕事の主な連絡手段が電子メールだったころは一両日中に返事をすればよかったのが、チャットツールを使うようになると、すぐに返さないとなんとなく心理的な負担になってきます。

さらにコロナ禍以降、オンラインでミーティングができるようになって、スケジュールがみっちり詰まるようになりました。たとえば営業の仕事をするときも、今までは移動時間があったので1日でせいぜい3件しか訪問できなかったところを、オンラインなら1日に6件も7件もこなせるようになったのです。

1日3件が6件になったら、仕事量は倍に増えています。なおかつ、電車で移動中に音楽を聴いたり、同僚と雑談したり、お茶を飲んだりする時間もなくなってしまいました。そうなると以前より疲れるし、鬱屈もたまるでしょうし、なんとなく孤独感を覚えるようになるのは当然ではないでしょうか。

このような時代には、今までのように**単に体を休めたり、眠ったりするだけでは、疲れがうまくとれません。**

激変する働き方に合わせて、頭の疲れをほぐしたり、孤独を癒したりするような休み方を自分で工夫する必要が出てきたといえます。

フィットネス疲労理論を意識しよう

休養について考えるとき、覚えておいてほしい理論があります。「フィットネス疲労理論」というもので、スポーツの世界ではよく知られています。式であらわすと、**「自分の体力－疲労＝自分が出せるパフォーマンス」**となります（図表1－6）。

たとえば家で2～3日ゆっくりして、「あー、よく寝た」と起きてきた朝の体力が100だとしましょう。

そのあと会社に行って仕事をして、20ぐらいの疲労感を覚えたとします。フィットネス疲労理論にあてはめれば、今の自分が出せるパフォーマンスは「100－20＝80」だということです。つまりフィットネス疲労理論がいわんとすることは単純で、**疲れたらそのぶんパフォーマンスは落ちる**ということです。

アスリートたちは本番で最大のパフォーマンスを出すために、フィットネス疲労理論を

図表1－6　フィットネス疲労理論

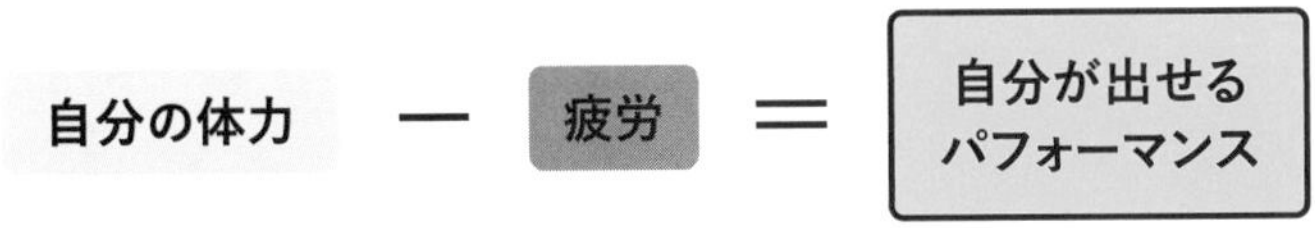

トレーニングに取り入れており、決して疲労感を軽視しません。「今日は疲れたな」と思ったら、それ以上無理はしないで、ストレッチしたり、マッサージしたりして過ごします。

のちほど58ページから詳しく述べますが、人間は疲労感をマスキングして、一時的に忘れることができます。そのため疲れを考えに入れず、朝の体力が100あれば、一日じゅう100のパフォーマンスを出せるはずだと勘違いしてしまいがちです。

しかし現実には自分の体力から疲労を引いたものが、自分が出せるパフォーマンスです。この理論をつねに意識することは、アスリートにとっても、そうでない人にとっても非常に大切です。

オーバートレーニング症候群は恐ろしい

日頃から休養の重要性をよく理解しているアスリートたちですが、ときに、トレーニングを休めなくなってしまうことがあります。

アスリートたちはフィットネス疲労理論に加えて、第3章で詳しく説明する「超回復理論」に基づいて、激しいトレーニングのあとに必ず一定の休養をとることでパフォーマンスを上げていきます。**「必ず」「一定の」休養をとることがポイントです。**休むからこそ、身体能力が一段上に上がるのです。

もし、前回のトレーニングの疲れが回復しきっていないのに再びトレーニングをすると、パフォーマンスが低い地点から再スタートすることになります（図表1-7）。すると、パフォーマンスはトレーニングの前より下がります。

それでも休まずにトレーニングを続けると、今度はもっと低い地点からのスタートにな

図表1－7　超回復理論とオーバートレーニング症候群

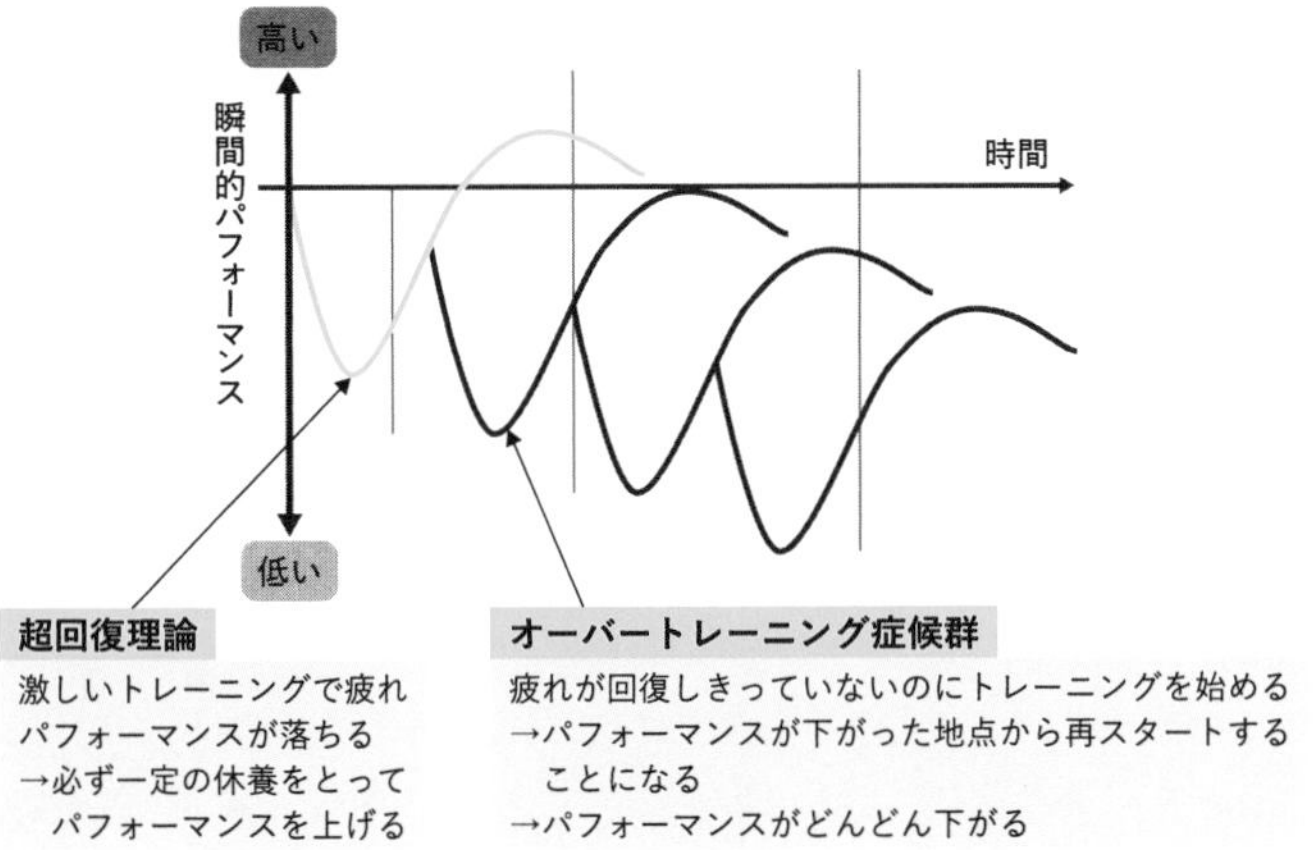
高い
瞬間的パフォーマンス
低い
時間
超回復理論
激しいトレーニングで疲れパフォーマンスが落ちる
→必ず一定の休養をとってパフォーマンスを上げる
オーバートレーニング症候群
疲れが回復しきっていないのにトレーニングを始める
→パフォーマンスが下がった地点から再スタートすることになる
→パフォーマンスがどんどん下がる

り、階段を降りるようにどんどん下に下がっていきます。これを繰り返すと、**「オーバートレーニング症候群」といって、どんどんパフォーマンスが下がる負のスパイラルに陥っていく**のです。

　トップアスリートと呼ばれる人たちは厳しい競争の世界に生きていますから、練習しないとライバルに負けるのではないかという焦燥感につねに追われています。あるいは、スランプに陥っていて、どうにか抜け出したいともがくこともあるでしょう。こうしたときに、休むことに抵抗を感じ、頭では必ず一定の休養をとることが大事だとわかっていても、オーバートレーニング症候群にはまってしまうのです。

ビジネスパーソンにトレーナーはいない

つねに厳しい競争にさらされているアスリートにしてみると、練習すればとりあえず安心できるし、達成感も得られます。ですから疲れていても練習してしまうし、実際に練習できるのですが、ロジカルに考えればしっかり休まないとパフォーマンスは上がりません。

そんなとき、アスリートに**「そろそろ休みなさい」と客観的なアドバイスをしてくれるのがトレーナーです。**

ランナーであれば、走る距離やタイムなどを考慮して、「今日はちょっと疲れが残っているから、練習メニューは簡単なものにしよう」とか、場合によっては「今日のトレーニングはやめておこう」などと助言して、オーバートレーニング症候群に陥るのを防いでくれます。

アスリート本人が休養のタイミングがわからなくなっているとき、トレーナーがうまくコントロールしてくれるのです。

考えてみれば、われわれビジネスパーソンもアスリートのようなものです。やらなければいけない仕事や家事があり、育児や介護など、人それぞれ果たさなければいけない責任があります。

しかしビジネスパーソンには、トレーナーがいません。

家族や同僚が「ちょっと休んだほうがいいんじゃない」くらいはいってくれるでしょうが、プロとしてのアドバイスをしてくれる人はいません。

ですから、「しっかり休んで疲労回復してから仕事に臨んだほうが、かえってパフォーマンスは上がる」と理解し、**自分でペースをコントロールしなければ、たちまちオーバートレーニング症候群に陥ってしまう**のです。

では、どのように「うまく休む」、つまり効果的な休養をとればいいのでしょうか。

そのためにはまず、疲労のメカニズムについて知っておく必要があります。次章からは、なぜ人間は疲れるのか、疲労が人体にどのような影響を与えるのかについて説明していきましょう。

疲労チェックリスト

●当てはまるものに☑をつけてみましょう。

□寝ても寝ても眠い
□体は疲れているのに、いざ寝ようとすると寝つけない
□朝、起きた瞬間からすでに疲れている
□休みの日は思い切り朝寝坊をして、そのままゴロゴロしてすごす
□有休がとりづらい職場に勤めている
□残業は当たり前だ
□人間関係に悩んでいる
□育児や介護など定休日のない仕事をしている
□最近、つまらないことでイライラする
□眼精疲労や肩こりがある
□入浴は湯舟につからず、シャワー派だ
□夜のつきあいが多いが、毎朝9時には出社する
□栄養ドリンクやコーヒーを飲まないとやる気が出ない
□性欲が低下してきた
□最近、著しく気力・体力が衰えた自覚がある

☑2個以下…今のところ比較的元気です。不調のサインを発見したら、すぐに本書を読み直して対策を。
☑5個以下…そこそこお疲れですね。まずはゆっくり休んでください。休むことは決して罪悪ではありません。
☑10個以下…かなりお疲れのようです。しっかり休んで本書で述べた対策を実行してください。
☑15個以下…危険水域です。いくら忙しくても、休むことを真剣に考えてください。

第2章

科学でわかった！疲労の正体

疲労とは何か ちゃんと知っていますか？

そもそも、疲労とは何でしょうか？

私の所属する日本疲労学会では、疲労を次のように定義しています。

「過度の肉体的および精神的活動、または疾病によって生じた独特の不快感と休養の願望を伴う身体の活動能力の減退した状態である」

少々難しいですが、よく考えると当たり前のことをいっているとおわかりいただけると思います。肉体的、あるいは精神的な活動をすると、それにともない活動能力は低下します。たとえば**100mを走った直後、すぐに同じ距離を同じ速さで走ることはできないでしょう。つまり活動することで能力が低下したわけです。**

疲労は精神的な活動でも起こります。じっとして動かずにいても、頭をフル回転させれば、体も疲れるのです。

クレペリンテストというテストを受けたことがあるでしょうか。これは単純な一桁の足し算を30分間くらい続けることで、計算能力や集中力、注意力などを試すテストです。企業の人材採用や配属を決めたりするときの参考に使われるものですが、心理学の実験でも精神的な負荷をかけるために使われることがあります。

筆記テストを受けるだけですから、肉体的には計算のために鉛筆を動かす程度の軽い活動であるにもかかわらず、終わるとぐったりします。

あるいは緊張する面接のあと、「体にずっと力が入っていた」と気づくこともあります。

このように、精神的な活動は、肉体的な疲労に結びつくものなのです。

まとめると、**体を動かしたり、頭を使ったりすることで、本来の活動能力が下がった状態、これが疲労の正体です。**

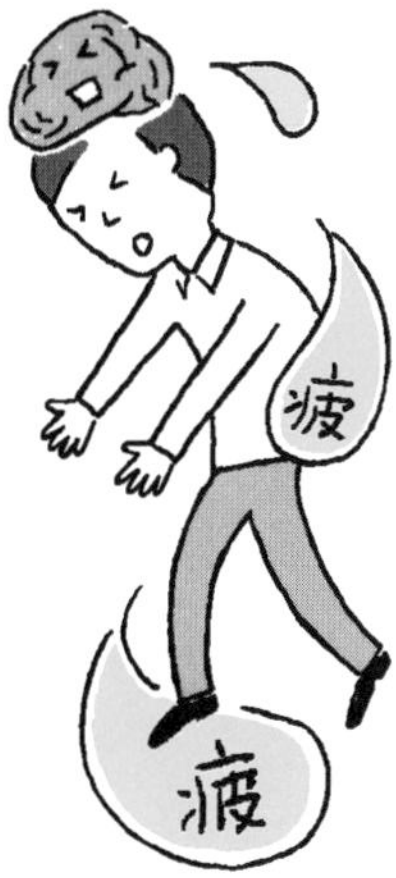

疲労は病気につながるサインである

では、私たちはなぜ疲れるのでしょうか。

私たちは酸素を吸って生きていますが、酸素を吸うことで生じる、よくない副産物もあります。それが酸素ラジカルという活性酸素です。

活性酸素は細胞を傷つけます。傷ついた細胞を修復するためには修復エネルギーが必要になります。その修復エネルギーは何かというと、ＡＴＰ（アデノシン三リン酸）です。これはミトコンドリアでつくられ、われわれの体を動かす原動力となるガソリンのようなもので、ＡＴＰが潤沢にあれば、傷ついた細胞をすぐ修復してもとの状態に戻せます。

しかし体内のＡＴＰを使い切って枯渇してしまうと、修復ができない状態になってしまいます。そうするとさまざまな悪い影響が体の中に生じてきます。その1つが疲労です。

疲労を放っておくと、重大な病気を招く可能性もあります。**「たかが疲労」ではありま**

図表2－1　疲労の疾病発生経路

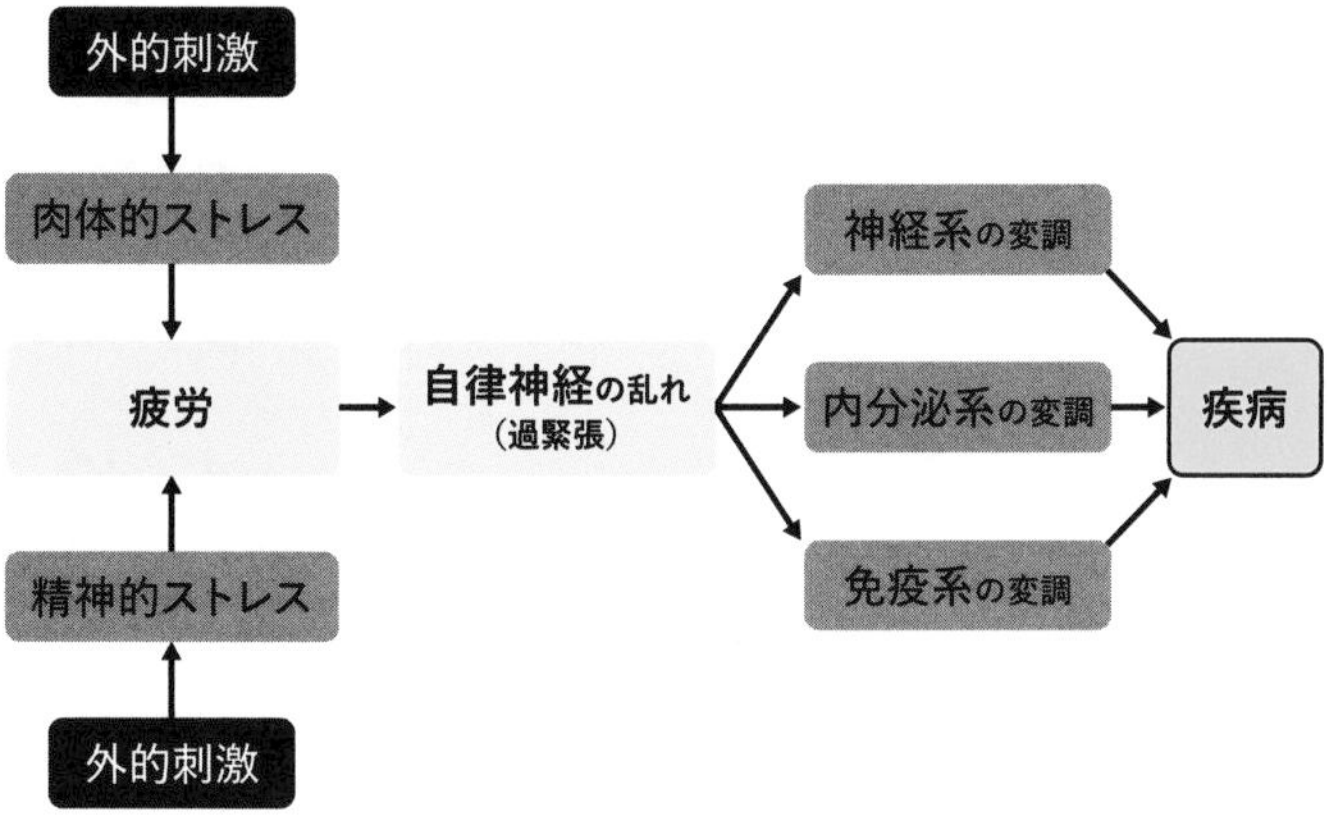

せん。疲労は病気につながる重要なサインなのです。（図表2－1）。

人間の体には大きく分けて、神経系と内分泌系と免疫系という3つの制御システムがあります。この3つが互いに連絡をとりあい、ゆらゆらとバランスをとりながら生活しています。仮に自律神経のバランスを崩しても、ほかの2つがカバーして時間稼ぎをしているあいだにゆっくり休むことができれば、自律神経の乱れも通常どおりに回復します。

このようにしていつもの状態を保つはたらきを、「ホメオスタシス（恒常性）」といいます。ですから疲労の初期段階で休めば、何ら問題ありません。しかし、休まずにいると今度はなかなか回復できなくなります。

疲労を放置すると慢性疲労になってしまう

疲労には、急性疲労、亜急性疲労、慢性疲労の3段階があります（図表2－2）。

急性疲労は1日〜数日寝れば回復する程度の疲労です。

亜急性疲労は、寝ただけでは回復せず、疲労感が1週間〜数カ月続く状態のことをいいます。

疲労が半年以上続くと、慢性疲労といわれる状態になります。そして、**慢性疲労の状態から、慢性疲労症候群を発症することもあります。**

「慢性疲労と慢性疲労症候群は同じでしょう？」という方もいるかもしれませんが、正確には異なります。

慢性疲労は疲労の状態を指す言葉です。なぜ疲労しているか原因がはっきりしています。「激しい運動をずっと続けたから」「このところずっと仕事が忙しかったから」というよう

図表2－2　疲労には３段階ある

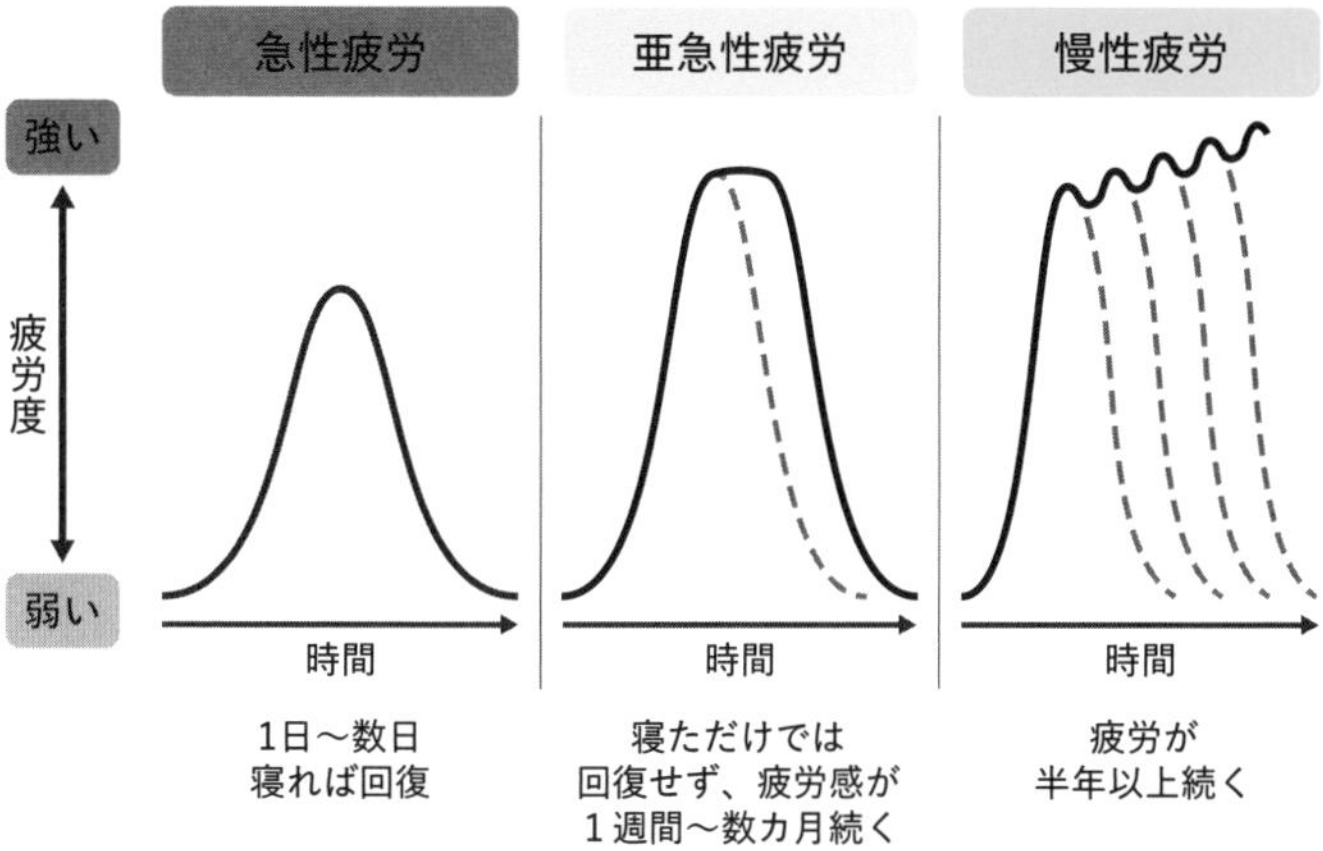

に、疲労の原因が明確なときは慢性疲労だといえます。

一方で、**慢性疲労症候群は立派な病気の一種です。**脳脊髄という中枢系の炎症で、頭痛や発熱があり疲労感が半年以上続きます。

ちなみに慢性疲労症候群という病名は最近、「筋痛性脳脊髄炎／慢性疲労症候群（ME／CFS）」という名称に変わりました。

CFSとは、Chronic Fatigue Syndrome の略です。

慢性疲労症候群だけではありません。のちほどお話しするように、疲労はこのほかにもさまざまな体の不調をもたらします。

修復エネルギーを維持する方法がある

細胞を修復してくれるATPの材料は何でしょうか。正解は食べ物です。脂質・タンパク質・糖質（炭水化物）という三大栄養素からATPがつくられます。

脂質、タンパク質、糖質がTCAサイクル（クエン酸回路）をたどっていき、最後に電子伝達系というところでATPがつくられます（図表2－3）。最終的には、脂質もタンパク質も糖質もすべてアセチルCoAというものに変換しなければいけないのですが、それにはおよそ次のようなステップをたどります。

・脂質→脂肪酸→アセチルCoA
・タンパク質→アミノ酸→アセチルCoA
・糖質→グルコース→ピルビン酸→アセチルCoA

図表2－3　ATPができるまで

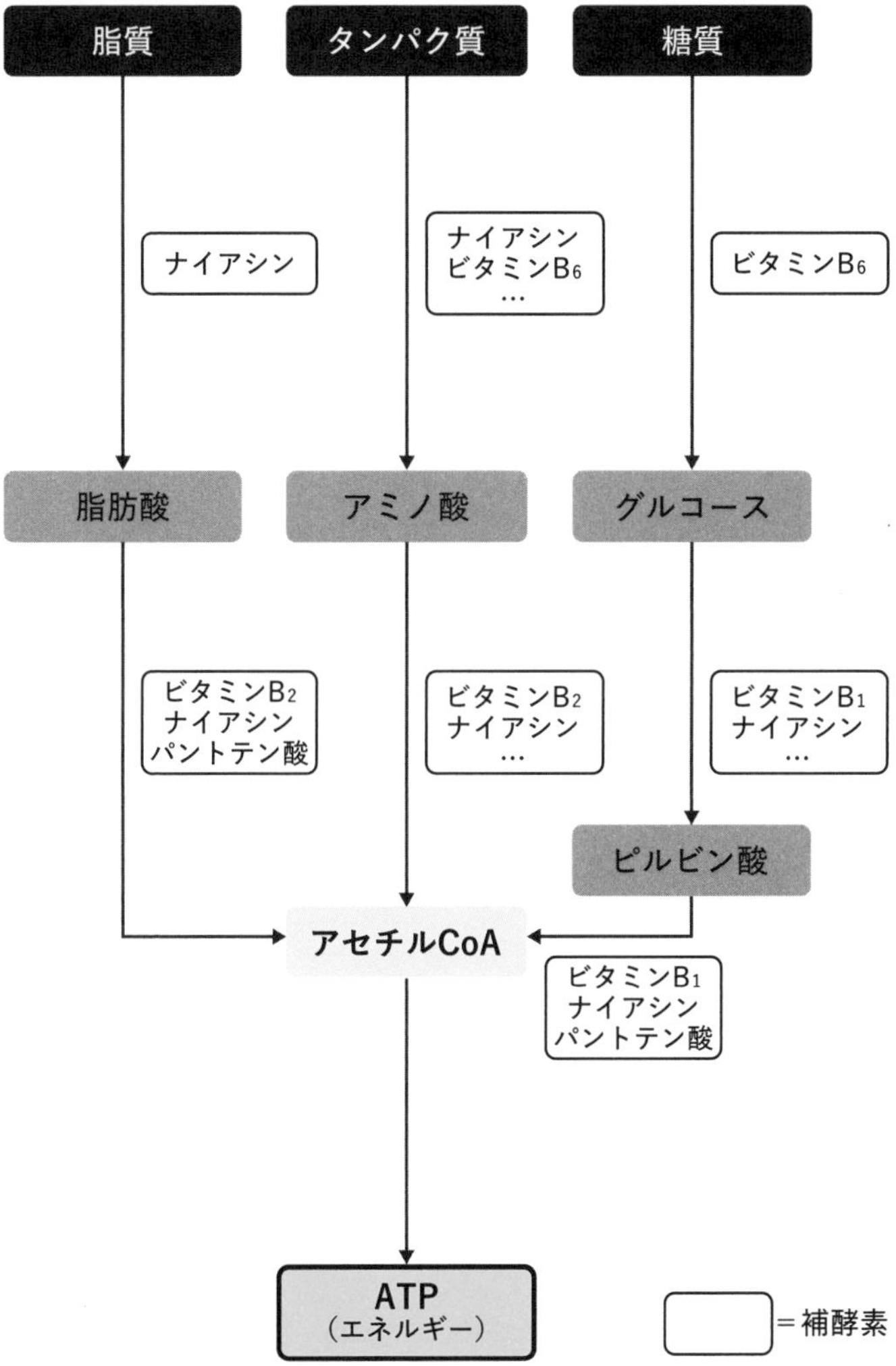

ただしこのステップを踏んでアセチルＣｏＡをつくるまでには、ビタミンＢ系など複数の栄養素が必要になります。これを「補酵素」といいます。

脂質、タンパク質、糖質はＡＴＰの原材料ではありますが、それだけでなく、同時にビタミンやミネラルもなければアセチルＣｏＡをつくれません。ですから**脂質、タンパク質、糖質にビタミンとミネラルを加えたものを五大栄養素と呼ぶのです。**

「飽食の時代」といわれて久しい現代では、食事の質はともかく、量は十分足りていることが多いでしょう。タンパク質はやや少ないものの、パンやごはんなど炭水化物の摂取量は十分だといえます。でもビタミンやミネラルは不足しがちではないでしょうか。

ちなみに、三大栄養素の中で最も大切なのは、脳内の神経伝達物質の素となるタンパク質です。神経伝達物質といえばノルアドレナリン、ドーパミンなど興奮系の物質が有名ですね。ほかにも抑制系のＧＡＢＡ、調整系のセロトニンなどがあります。特に休養にはＧＡＢＡが必要ですし、セロトニンには興奮をうまく調整して、しずめてくれるはたらきがあります。

これらの神経伝達物質はタンパク質を材料としてつくられます。私たちが食事で摂取したタンパク質が体内で変化することによって、ＧＡＢＡやセロトニンなど休養に役立つ神経伝達物質ができます。したがってしっかり疲れをとるには、日頃から肉や魚などタンパク質をしっかりとらなければいけません。

ただし、繰り返しになりますが、補酵素がないとアセチルＣｏＡに変換されません。その先のＡＴＰができないと細胞の修復もされず、疲れがとれません。疲れをとるには、タンパク質と一緒にビタミンやミネラルも意識して食べることが必要です。一言でいえば、**疲労回復のためには、いわゆる栄養バランスのよい食事をとることが大事**なのです。

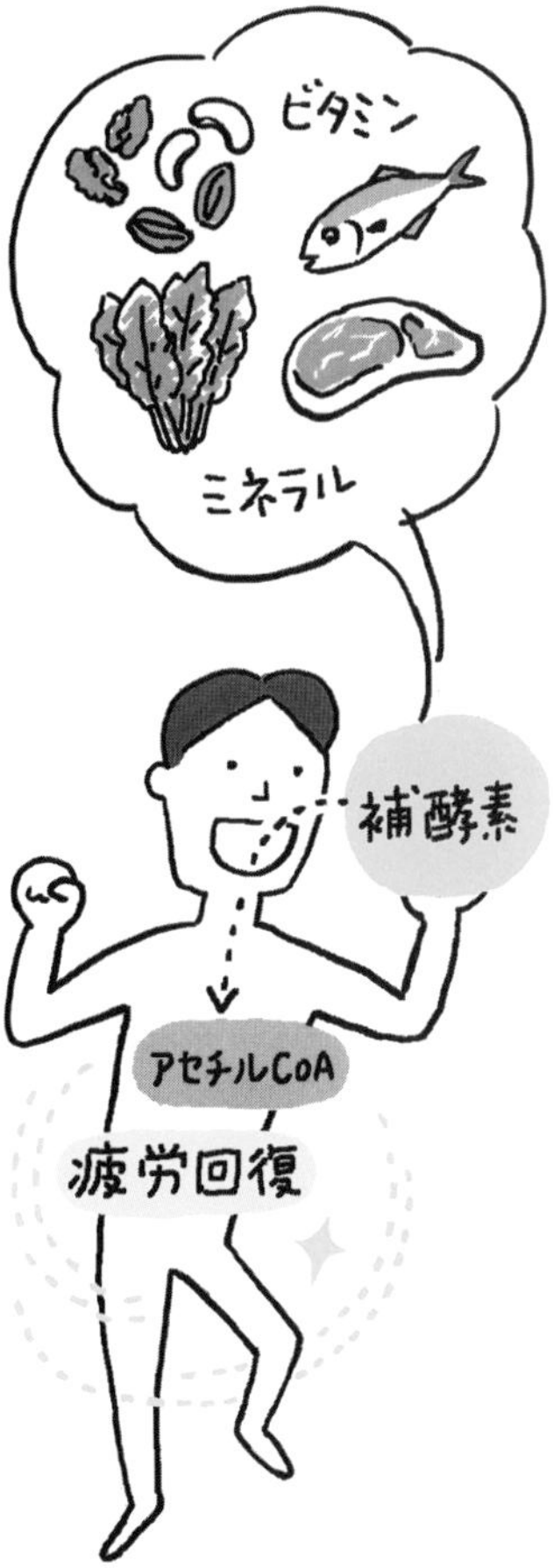

疲労感は体からの警告である

ところで、疲労と疲労感は違います。疲労感は疲労が存在することを自覚する感覚です。疲労感があると「だるさ」や「おっくうさ」を覚え、何もせずじっとしていたいと思うようになります。ではなぜ体は疲労感を覚えるのでしょうか？

それは、**疲労感とは「あなたは疲労しています。これ以上活動を続けると危険ですよ。今すぐ休みなさい」という警告、アラート**だからです。

もし体が疲労感という危険信号を発しなければ、私たちはどこまでも心身を酷使して、そのうち病気になってしまいます。最終的には死に至ることもあるでしょう。

動物は、疲労感を覚えると本能的に動かなくなります。私の愛犬のミニチュアダックスフント「チーズ」は、散歩をしていて疲れると、「もう歩きたくない」というそぶりをみせます。リードを引っ張っても、その場から動こうとしなくなるのです。

なぜ動かなくなるかというと、休んだほうがいいということを本能的に察知するからでしょう。もし野生動物が疲れていて速く走れないのに餌を探しに出歩いていたら、天敵が襲ってきたときに逃げきれません。疲労は命にかかわるものだということを、本能的に理解しているのです。疲労と疲労感が一致しているともいえます。

ところが人間は、この疲労の信号をなかなか素直に受け入れることができません。

体が発するアラートは、疲労のほかにも2つあります。それは痛みと発熱です。**痛み・発熱・疲労は、体の異常を知らせる三大生体アラート**といわれます。

クリニックや病院に来た患者さんが真っ先に訴える症状を「主訴」といいますが、主訴で最も多いのが痛みです。痛みと発熱がアラートだということは多くの人が本能的に理解していて、アラートが発令されると比較的、それに素直に従います。

「炎症が起きている。患部を冷やして、これ以上走るのはやめよう」
「熱があるな。今日はおとなしく寝ていよう」
「お腹が痛いので、お医者さんに行って診てもらおう」

痛みや熱のもたらす不快さは我慢しにくいため、これをどうにか和らげようと、何か対策をとらずにはいられないのでしょう。

疲労感はマスキングできてしまう

ところが痛みや熱と違って、疲労については無視したり軽視したりする人が多いのです。疲労も体からの重大な警告なのに、無理をしてがんばってしまいます。

疲労は病気につながるサインであることを多くの人が見落としているのです。

体のどこかが痛むとき、あるいは明らかに熱があるとき、欠勤することをためらう人はあまりいないでしょう。朝、会社に連絡して、「頭が痛いので休ませてください」「胃がキリキリするので、今日は休みます」「熱が39度あります」といえば、「ゆっくり休んでね」といってもらえるはずです。あるいは「痛みが治まらないようなら病院に行きなさい」と気づかってくれるかもしれません。ところが「今日は疲れているので休ませてください」というと、一笑に付されてしまいます。

もし、「疲労感は体の発する危険信号である」ということが常識になれば、「疲れているなら今日は休んでおきなさい」という話になるはずです。

私たちが疲労感を無視できるもう1つの要因は、**疲労感を一時的に「マスキング」できてしまう**ことです。マスキングとは上から覆い隠すことをいいます。使命感や仕事のやりがい、褒賞への期待、あるいは「ここでがんばらなければみんなに迷惑をかけてしまう」という責任感などによって、疲労感を覆い隠すことができるのです。

ものすごく疲れているときでも、「今度の大会で一等賞をとれば、欲しいものを何でもプレゼントするよ」といわれたらどうでしょう。賞品に釣られて疲れを感じないことが実際にあると思います。

疲労感を一時的に忘れることができるのは、脳の発達した人間がもつ、すばらしい能力ではあります。一時的にがんばらなければいけないとき、どうしても責任を果たさなければいけないとき、この能力があることによって私たちは急場をしのぐことができます。

問題は**疲労感のマスキングを恒常的に繰り返してしまうことです。**自分が疲れていることを認めず、十分な休養をとらずに活動を続けていると、今度は少し休んだくらいでは疲れが回復しなくなります。疲労の蓄積の始まりです。こうなると疲労が回復するまで、予想以上に時間がかかります。あるいは本当に病気になってしまうこともあります。

栄養ドリンクやコーヒーで元気が出るのはなぜか

疲労感をマスキングするのは、責任感ややりがいなどの精神的な要素だけではありません。**コーヒーやエナジードリンクに含まれるカフェインも、疲労感をマスキングします。**

さきほど52ページで、傷ついた細胞を修復するエネルギーであるＡＴＰについてお話ししました。

ちょっと専門的にいうと、ＡＴＰはＤＮＡやＲＮＡなど核酸の構成成分であるヌクレオチドの一つです。人間は食べたものを体内でＡＴＰというエネルギーに換えて、それを使って動いているのです。いわば、人間の体を動かすガソリンです。

私たちが活動によってＡＴＰをどんどん使うと、ＡＴＰがアデノシンに分解され、燃焼します。私たちの体には、アデノシンに対応する「受容体」という受け口のようなものがあって、アデノシンの燃焼が終わると、灰のようになったアデノシンの燃えかすは、この受容体にスポッと入ります。アデノシンの燃えかすがはまった状態では、覚醒作用のあるヒスタミンの放出が抑制されるので、「眠い」という感覚が生じます。

ところがカフェインは、アデノシンの燃えかすと化学構造が似ているので、この受け口にぴったりと入ってしまいます。アデノシンの燃えかすが入る前に、カフェインが受容体に入ってフタをしてしまうのです。

同じようにスポッとはまった状態でも、カフェインにはヒスタミンの放出抑制機能はありません。つまり**ヒスタミンが放出されたままになるので、「眠い」という信号が出ません。**

こうなると、本当は疲れているのに、疲れや眠気を感じることができなくなります。これが、カフェインが疲労感を抑制するしくみです。ですからコーヒーを飲むと眠気が覚めるのです。

疲れたときはエナジードリンクを飲むという方もいるかもしれません。エナジードリンクとか栄養ドリンクといわれる飲料は「〇〇〇という成分が△ミリグラムも入っている！」などとうたっていますが、主成分は糖分、そしてカフェインです。ですから、コーヒーと同じしくみで、一時的に疲労を忘れられるのです。

マスキングし続けた先には「バーンアウト」が待っている

本当に忙しいときは、コーヒーや栄養ドリンクを飲んで乗り切らないといけないときもあるでしょう。しかしそれに頼ってばかりいるのは禁物です。

疲れ方というのは、個人差が非常に大きいものです。どれくらい一時しのぎができるかはその人の年齢や体調にもよります。

「あの人ががんばれるのだから、自分も同じようにがんばれるはず」ということはありません。それにもかかわらず**疲労感をマスキングし続けることは、体にとって相当な嫌がらせになります。**

人それぞれ、もって生まれた体質は違います。睡眠時間も同じで、3時間でも大丈夫な人と、10時間寝なければダメな人がいます。仮に年齢や性別が同じでも、体質は一人ひとり違うのです。

人間は永遠にがんばり続けることはできません。マスキングが常態化してしまうと、どこかでポキッと折れてしまうでしょう。**その先は「燃え尽き症候群（バーンアウト）」と呼ばれる状態になる**ことが知られています。

燃え尽き症候群には12段階があり、最初は自分の存在価値をなんとか証明しようと一生懸命無理をすることから始まります。次に「がんばる」とか「ひきこもる」などの段階を経て、11段階目になると、うつ病になります。最後が燃え尽き症候群です。

こうなると何もできない状態になってしまい、治療に時間を要することになります。

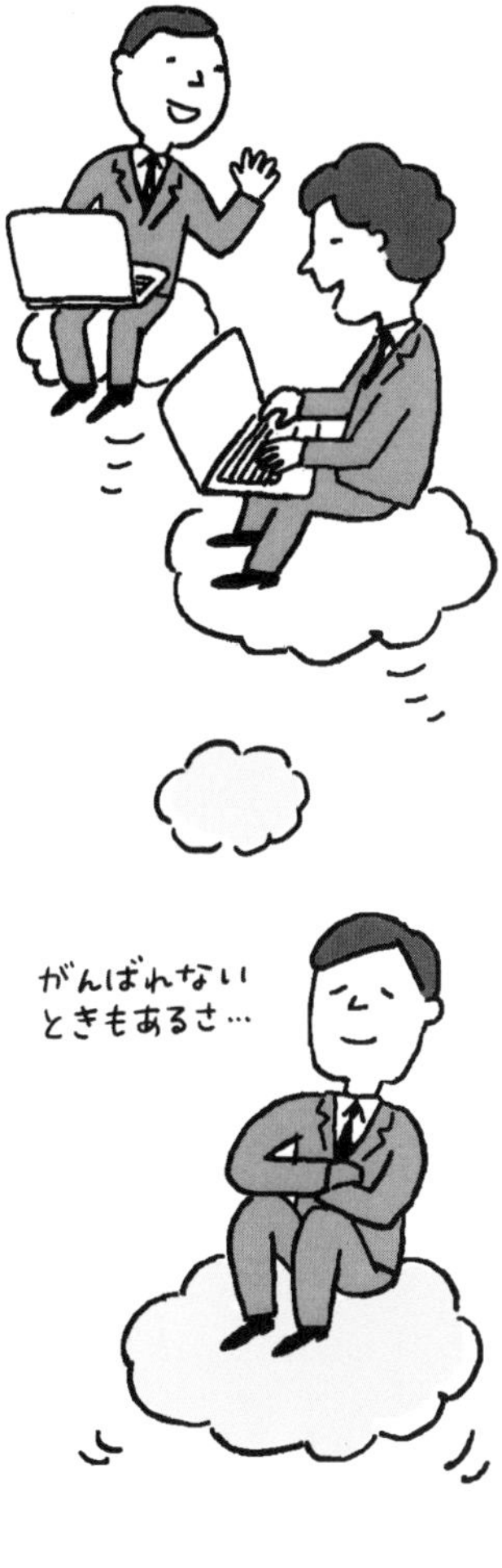

疲労の「もと」はストレスである

では、ここからは、私たちの体が疲労によってどのように変化するのかを見ていきましょう。それにあたっては、まず、**疲労の引き金、あるいは疲労の「もと」となるストレス**についてお話しする必要があります。

私たちはよく「ストレス」という言葉を口にしますが、ストレスって何だと思いますか？

「会議でいいたいことがいえなくてストレスがたまった」

「満員電車ってストレスだよね」

などなど――。多くの場合は「イヤだけど、我慢するしかないもの」というような、精神的な重圧の意味で使っているかもしれません。

しかし休養学でいうストレスとはもっと幅広く、**肉体的・精神的な疲労の原因になるよ**

うな外的刺激はすべてストレスであるとみなします。

たとえば暑いとか寒いとか、そんな単純なことも立派なストレスですし、結婚や昇進など一般には喜ばしいとされている出来事も、生活が大きく変わるという意味ではストレスです。

私たちにストレスを与えるものは「ストレッサー」と呼ばれます。ストレッサーには大きく分けて、次の5種類があります。

- **物理的ストレッサー**
- **化学的ストレッサー**
- **心理的ストレッサー**
- **生物学的ストレッサー**
- **社会的ストレッサー**

3つめの「心理的ストレッサー」と5つめの「社会的ストレッサー」をまとめて1つとして数えることもあります。

私たちはストレッサーに囲まれて生きている

5種類のストレッサーの具体的な中身は次のようになります（図表2－4）。

・物理的ストレッサー＝暑さ、寒さ、騒音、混雑、振動
・化学的ストレッサー＝公害、薬物、化学物質
・心理的ストレッサー＝不安、緊張、怒り、悲観
・生物学的ストレッサー＝細菌、感染、ダニ
・社会的ストレッサー＝家族関係、友人関係、人間関係

46ページで、「体を動かしたり頭を使ったりして活動能力が下がった状態が疲労である」とお話ししました。これらのストレッサーがどのようにして活動能力を下げるかというと、

図表2－4　5種類のストレッサー

物理的ストレッサー	暑さ、寒さ、騒音、混雑、振動
化学的ストレッサー	公害、薬物、化学物質
心理的ストレッサー	不安、緊張、怒り、悲観
生物学的ストレッサー	細菌、感染、ダニ
社会的ストレッサー	家族関係、友人関係、人間関係

たとえば１００ｍを走ると、体は熱を出しますから物理的ストレッサーの「暑さ」がストレスとなり、疲労のもととなります。また、運動すると体内に活性酸素が生み出されますが、これは化学的ストレッサーの一種です。

計算テストや面接などは、それ自体が心理的ストレッサーの「不安」「緊張」に該当しますが、さらに、脳をフル回転させると、体内に熱が生じ老廃物が生まれます。これは化学的ストレッサーに相当します。

どうでしょうか。思ったより広い範囲に、私たちを疲れさせるストレッサーが存在することがわかりますね。特に現代社会では、日々ストレッサーに囲まれて生きているようなものです。

疲れを生み出すストレッサーは5つある

では、5つのストレッサーをそれぞれ順番に説明していきましょう。

物理的ストレッサー

暑い、寒い、うるさい、人ごみがすごい、日差しがまぶしすぎるなど、肉体に物理的なストレスを与えるものです。

普段は暑さ寒さ、騒音などを疲労の原因となるストレスとして意識することはあまりないと思います。しかし酷暑の夏、外から帰ってきた瞬間「ああ、疲れた」と感じる方は多いのではないでしょうか。発汗による体温調節は自律神経の仕事です。私たちの体は寒ければ毛穴を閉めて発汗を抑えますし、暑かったら毛穴から汗を出して体内の熱を放出します。これは私たちの意思とは関係なく、自律神経が勝手に調節してくれるわけですが、それにはエネルギーを使うので体は当然疲れます。気圧の変化や湿気、暑さ寒さによって疲労を感じるのは当然なのです。特に現代では、夏場は炎天下と冷房のきいた室内を何度も行き来します。自律神経はさらに忙しく活動することとなり、なおさら疲れるのです。

もし、肌に接する外気温がつねに28～30度くらいであれば、人は服を着なくても裸で生活することができます。暑くも寒くもない環境で生活できたら気温のストレスはゼロですが、残念ながらそうもいきません。人間にとっていちばん快適なのは、服と皮膚のあいだの「衣服内気候」が32度前後で、なおかつ湿度が50％前後のときです。それくらいの状態であれば、自分の体温を37度くらいに保つのがラクになります。

化学的ストレッサー

公害、薬物、化学物質が与えるストレスです。**アルコールあるいは薬物の副作用、タバコのニコチン**などが含まれます。酸欠になったり、逆に酸素を過剰に吸ったりするのもストレスのもとになります。

心理的ストレッサー

不安や緊張や失望、悲しみなどの感情を自分に与える出来事のことです。できれば避けて通りたいけれど、これをまったく経験せずに生きていける人はいないでしょう。

すでに述べたように結婚や昇進、進学など一般的にはプラスとされる出来事でも、本人にとってはストレスになることもあります。ほかにも仕事や学業での目標、ノルマも心理的ストレッサーに当てはまります。プライドを傷つけられたりするのもこの一種です。

生物学的ストレッサー

新型コロナウイルスに代表されるような、**ウイルスや細菌**などです。花粉症の原因となるスギ花粉などもこちらに含まれます。

社会的ストレッサー

私たちがストレスを意識するのは、これによるストレスがいちばん多いかもしれません。

家族関係、友人関係など人間関係や、お金など経済的な問題がもたらすストレスです。

こんなにストレッサーがある以上、ストレスをゼロにすることはできません。

本来、ストレスは悪いだけとは限りません。ストレスが生きる張り合いになることもありますし、ストレスがないとそれに耐える力は養われません。

問題はストレスが過剰になることです。

私たちの心はゴムボールのようなものだと想像してみて下さい。ゴムボールを指で強く押すと、ボールは凹みます。このときボールに外からかかる力がストレッサーです。ストレスを受けてボールは変形しますが、ボールには外から加わる力を内側から押し返そうとする力があります。この内側から押し返す力をストレス耐性といいます。

私たちの心身にはある程度、ストレス耐性が備わっています。**ストレス耐性は鍛えて高めることができます。押し返す力が強くなれば、軽いストレッサーならすぐにはねかえし、もとの丸いボールにもどれる**わけです。

しかし体調が悪いときはボールの空気圧が下がっているようなもので、外からの力に負けてしまうこともあります。あるいは今まで経験したことのないような強いストレスは、自分のもつストレス耐性では押し返せないこともあるでしょう。

ストレスがかかると免疫がはたらかなくなる

強いストレスがかかると、私たちの体ではさまざまな変化が起きます。

まずストレスがかかると脳の視床下部というところがそれを感知します。その反応は脳下垂体を通る内分泌系と脊髄を通る自律神経系の2つの系に分かれます（図表2−5）。

内分泌系も自律神経系も、どちらも直接的には、副腎に影響を与えます。副腎とは、腎臓の上にある小さな臓器で、肉まんのように二重構造になっています。肉まんの皮にあたる部分を「副腎皮質」といい、内側のあんにあたる部分を「副腎髄質」といいます。

内分泌系はまず脳下垂体に影響を与えます。脳下垂体は全身のホルモンのコントロール役を果たしており、体の中のさまざまな機能を調節しています。この脳下垂体の指示によって各所のホルモンが動き出します。

ホルモンとは簡単にいうと、私たちの体で起こった変化を調整し、体をつねに一定の状

図表2－5　ストレス反応の経路

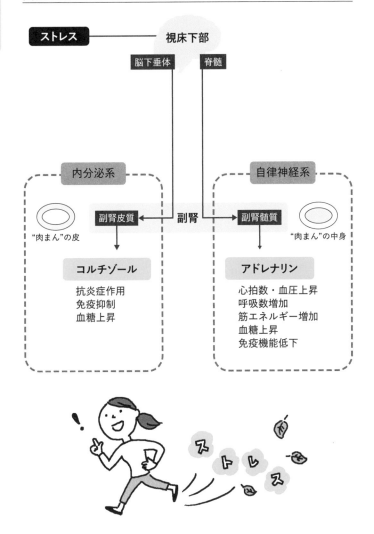

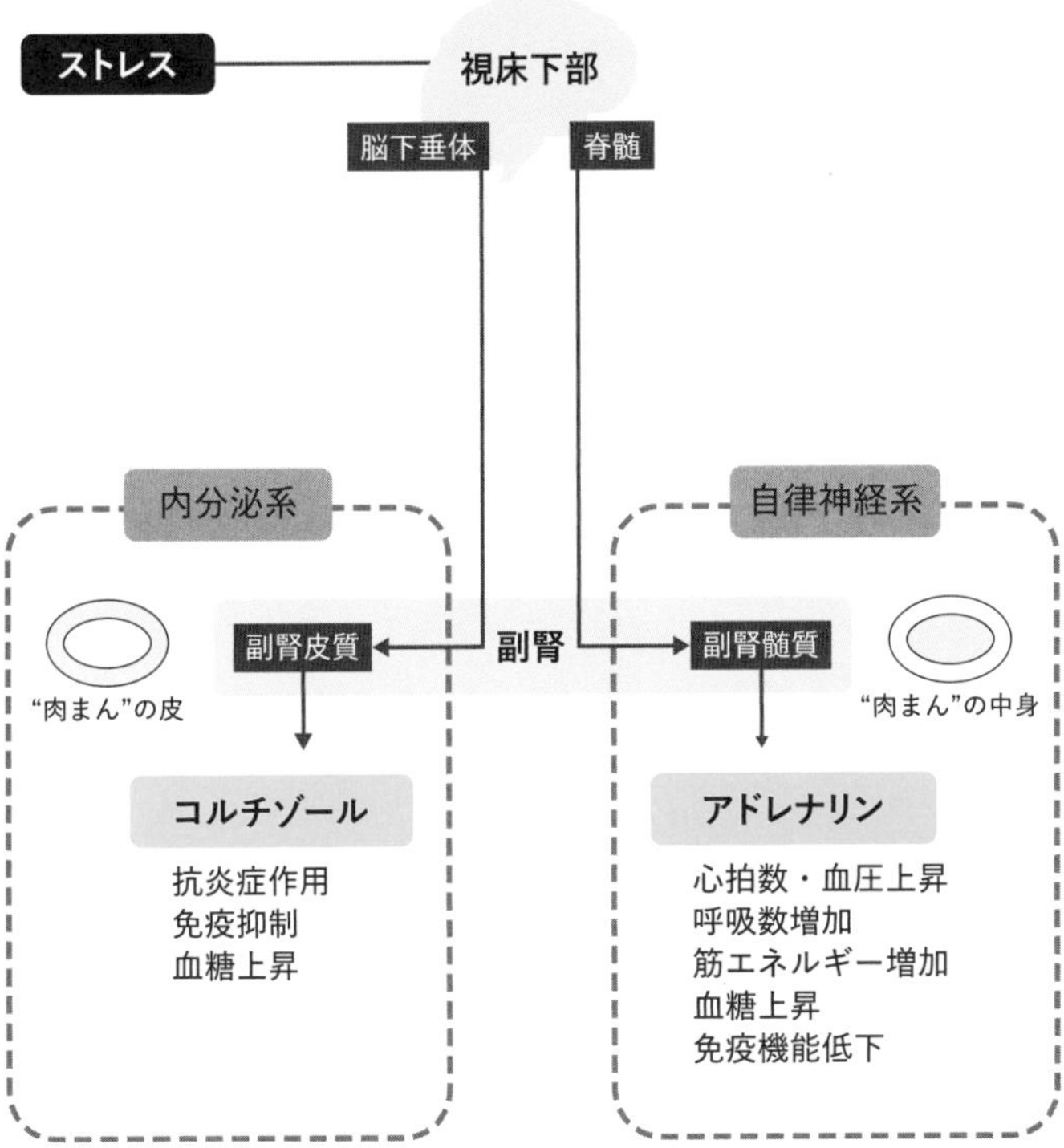

態に保つための連絡役です。この連絡役は血液に乗って目的の場所まで運ばれます。ホルモンは生命機能を維持するために大切な物質です。

内分泌系では**ストレスがかかると、肉まんの皮の部分である副腎皮質からコルチゾールというホルモンが出ます。**これが抗炎症作用を引き起こします。抗炎症作用とは、炎症を起こさなくすることです。そう聞くと「体にとってよいことじゃないの？」と思うかもしれませんが、必ずしもそうとはいえません。

炎症が起こるのは体内に侵入した細菌やウイルスを排除するためだからです。有害な細菌やウイルスを殺すために熱や腫れといった炎症が起こり、免疫機能がはたらき出します。つまり炎症は免疫という生体の防御反応なのですが、体にとって火事のようなものでもあります。たとえば皮膚に問題が起きた場合、サイトカインという物質によって熱をもったりかゆみや痛みをともなったりします。サイトカインは「おーい、ここに炎症を起こすものがあるぞ」というサインを出す連絡役でもあります。

すると、免疫物質はこれをしずめるために、消防士のように火消しをするために飛んできます。免疫は、防御反応として炎症を起こしながら、その炎症をみずから抑えようという2つの機能を有しているわけです。

しかし、コルチゾールの抗炎症作用は、このサイトカインの動きを止めてしまいます。

その結果、熱やかゆみや痛みは一旦しずまりますが、同時に、火事を知らせる連絡機能も停止してしまうため、免疫自体が反応しません。**結果的に、炎症の火種が放置されることになってしまいます。**

さらに悪いことに、コルチゾールが高まるとＤＨＥＡという、テストステロンやエストロゲンなど若さや元気の素をつくる「ホルモンの素」が減ってきます。一言でいえば、**ストレスを受けると元気がなくなってしまいます。**ストレスが引き金になって疲れるのは、一つにはこうしたしくみがあるからなのです。

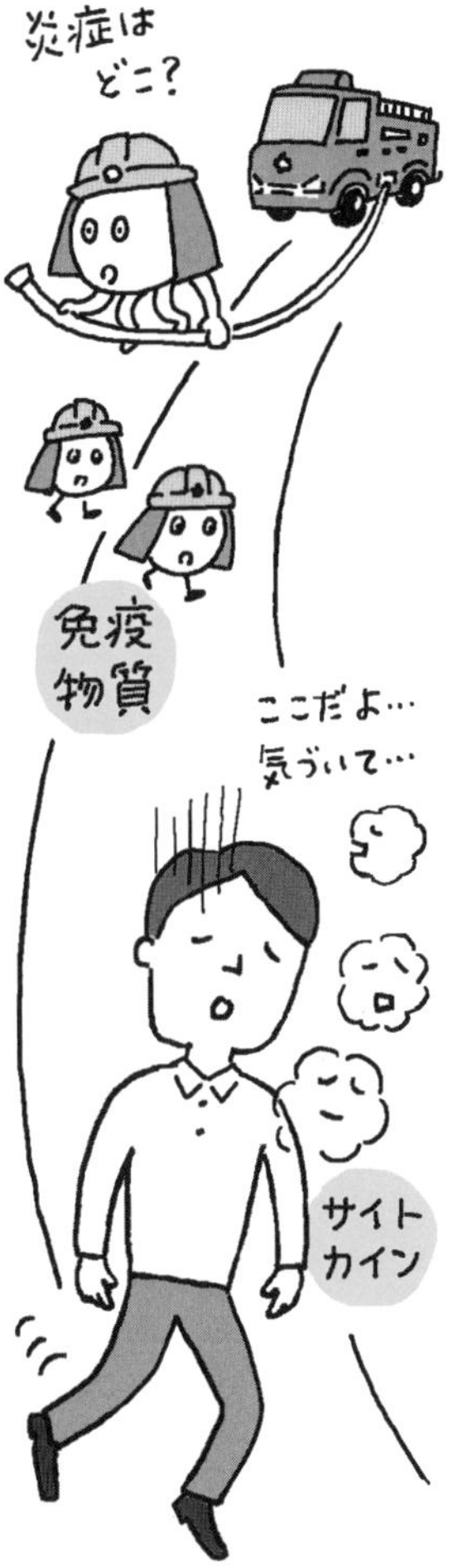
炎症はどこ？
免疫物質
ここだよ…気づいて…
サイトカイン

疲労を放置すると内分泌系の病気につながる

では、疲労がさらに蓄積して慢性疲労になると、内分泌系では続いてどんなことが起きるのでしょうか。

代謝を担う主な部位は肝臓、筋肉、脳、腎臓、膵臓《すいぞう》などですが、疲労が蓄積して内分泌系が疲れてしまうと、その結果、内分泌系代謝作用をうながす**ホルモンの異常が見られるようになります。**

内分泌系の病気には、糖尿病、高脂血症（現在は脂質異常症という）、高尿酸血症（痛風）などがありますが、どれもホルモンの分泌がうまくいかなくなることで起こります。疲れたからといってすぐにこれらの病気になるわけではありませんが、イメージをつかんでもらうために、内分泌系の病気が起きるしくみを簡単に説明してみましょう。

たとえば女性は中年になると、健康診断などで「コレステロールが高いですね」といわれることが多くなります。コレステロールが高いのは脂質の代謝がうまくいかなくなったから。「高脂血症（脂質異常症）に気をつけてくださいね」というサインです。

これは、加齢などで女性ホルモンのエストロゲンが減るためです。すると、どうしても血中のＨＤＬコレステロール（善玉コレステロール）が減ってきます。ＨＤＬコレステロールにはＬＤＬコレステロール（悪玉コレステロール）や中性脂肪を血管の外に運びだす働きがありますが、これが弱まると、ＬＤＬが増えてしまいます。原因はホルモンバランスの乱れですから、これも内分泌系の異常の１つといえます。

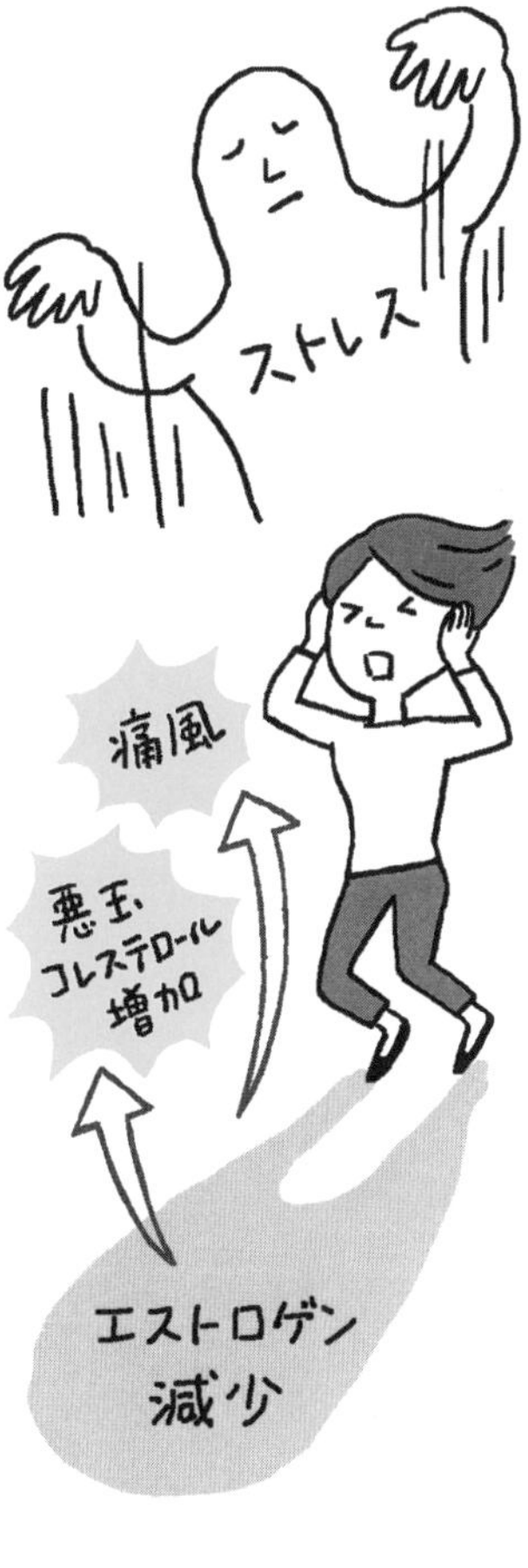

ストレスでも血糖値が高くなることがある

代謝の病気というと糖尿病を連想する人も多いと思います。

糖尿病にはⅠ型とⅡ型があります。Ⅰ型は膵臓から血糖値を下げてくれるインシュリンが生まれつき出ない人。こういった方はインシュリンを注射するしかありません。

糖尿病のⅡ型は、食べすぎや肥満などが原因でインシュリンが不足します。すると血液の中に糖が多く流れ込み、糖を分解できなくなる。これが生活習慣病型の糖尿病です。

それ以外にも**ストレスによって血液中の糖分が増え、血糖値が高くなることがあるといわれています。**インシュリンの抵抗性が下がって血糖値を下げる力が弱くなるのが原因です。

実は**糖というもの自体が、体にとってはストレスです。**もちろん生きていくために必要なものですが、この過食の時代、私たちは糖を摂取しすぎるようになりました。そのため血糖値が高い状態がずっと続いています。そうすると私たちの体のタンパク質と糖が結合します。これが体にはよくないのです。

ホットケーキを焼くとキツネ色の焼き色がつきますね。あれはメイラード反応といって、ホットケーキの成分に含まれる糖とタンパク質が加熱されることで結合するときに見られる現象です。糖とタンパク質が結合することを「糖化」といいますが、これが私たちの体の中でも起こります。

糖化したタンパク質は、体温で温められるとＡＧＥｓ（終末糖化産物）というものになります。これは細胞自体が老化して再生不能のゴミのようなタンパク質になったものです。そうすると皮膚が黒ずんできたり、動脈硬化が起こったりします。

こういった影響が出るので、糖自体を控えたほうがいいとか、食事のときは野菜のようにＧＩ値（グリセミック・インデックス：どのくらい血糖値が上がりやすいかを示す指数）の低いものから先に箸をつけて血糖値を上げないようにしようといわれるようになりました。

最近では「低ＧＩ値」をうたったお菓子やパンなどもいろいろと売られているので、上手に取り入れてみてください。

自律神経の変調は最初にわかる疲労のサイン

ここまで、ストレスが内分泌系へ与える影響について見てきましたが、もう一方の自律神経系のほうはどうでしょうか。

自律神経とは自分の意思ではコントロールできない、血流や臓器のはたらきを司る神経のことです。自律神経には交感神経と副交感神経の2種類があります。

両者の違いはのちほど詳しく説明しますが、ここでは「緊張・興奮すると優位になるのが交感神経」「リラックスすると優位になるのが副交感神経」と理解しておいてください。

まず、ストレスがかかると副腎に影響があるのは内分泌系と同じです。

72ページで副腎は肉まんのように二重構造になっているといいましたが、肉まんの内側の副腎髄質からはアドレナリンというものが出ます。アドレナリンが出ると、自律神経のうち興奮や緊張の神経である交感神経が高まり、心臓がドキドキしたり、血圧が上がったります。

こうした**過緊張の状態が長く続きすぎると、さまざまな不調が体のあちこちに顔を出してきます。**

疲労を専門とする医師が真っ先に注目するのが、自律神経の変調です。疲労のシグナルが最も早期にあらわれるからです。

目の疲れや肩こりなどもその1つです。交感神経が優位になると目が疲れたり肩がこったりするのは、筋肉が緊張するからです。血管のまわりには筋肉がはりついていますが、この筋肉が緊張していると血管がしぼりあげられるので、血管が細くなり血液の流れが悪くなります。そのため眼精疲労や肩こりを引き起こすのです。

ほかにも自律神経が乱れると、不安や焦燥感で眠れない、集中できない、頭が痛い、倦怠感がある、イライラする、疲れやすい、食欲不振などの症状を訴えるようになります。

これらの症状は「検査値には異常がないけれど本人は不調を感じる」というもので、いわゆる不定愁訴といわれることもありますが、「疲れ」のサインと表現することもできます。

自律神経を知ることが疲労回復の近道になる

自律神経は、今後お話しする疲労回復のためにとりわけ重要ですので、もう少し詳しくご説明したいと思います。それにはまず、サーカディアンリズム（概日《がいじつ》リズム）というものから説明するのがいいでしょう。

人間の体は、地球が太陽のまわりを一めぐりする天体のリズムにそって、24時間周期で動いています。つまり昼間は活動して、夜は眠るようにできています。**これをサーカディアンリズムといいます。**人間の社会もそれに合わせて、多くの人が昼間の時間帯に活動し、夜は休むようになっています（夜勤のある職業や深夜営業のお店など例外もあります）。

なぜ人間は朝、目が覚めて、夜になると眠くなるかといえば、人間の体には生体時計とか体内時計といわれるものが備わっているからです。ただしこれは24時間周期ではなく、なぜか25時間周期で動いています。だから実験のために、太陽の光がささない真っ暗な部屋でずっと過ごしていると、自然と毎朝目が覚める時刻が後ろ倒しになっていくことがわかっています。

しかし普通に暮らしていれば、まずそうはなりません。それは毎朝、太陽の光を浴びることで生体時計が24時間サイクルにリセットされるからです。太陽の光はとても強いので、曇りや雨の日でもリセットされます。このリセットボタンを押すのが自律神経です。

自律神経とは、**24時間サイクルで私たちの体を、その時間帯に最適な状態に自動的に調整する神経である**ということもできます。

まず朝起きると交感神経が優位になります。交感神経は興奮・緊張の神経なので、交感神経が優位になると血圧は上がり、心拍は速くなり、筋肉は緊張し、瞳孔は拡大し、汗をかきます。交感神経が優位になるのは、敵に襲われて戦闘状態になったようなときなので、何かあったらすぐに攻撃したり逃げたりできるように、血圧が上がり、心臓が速く打つというわけです。

その一方で腸のぜん動運動など、消化管の働きは抑制されます。交感神経が優位なときは突発的な出来事にもすぐ対応できるよう身構えているときなので、ぜん動運動などしている場合ではないからです。

そして交感神経のはたらきはお昼ごろに最高潮になり、そこからだんだん下降していきます。夕方になると今度はリラックスの神経である副交感神経が優位になる番です（図表2－6）。副交感神経が優位になると、心臓はそんなに強く打つ必要もないのでゆっくり打つようになります。筋肉は弛緩状態になり、血管もゆるんで広がるので血圧は下がります。

夜になると、昼間は活動が優先され十分にできなかった腸のぜん動運動がおこなわれます。ですから翌朝、排便がうながされるのです。

逆にいえば夜間、腸がしっかりぜん動運動をしないと、翌朝排便がうながされません。旅先で便秘になりやすいのは、寝ているあいだもなんとなく緊張しているので副交感神経があまりはたらかず、ぜん動運動があまりおこなわれないからです。

そして再び朝になると副交感神経は下がり、今度は交感神経が優位になります。このように交感神経と副交感神経は逆位相で動いていて、12時間交代で切り替わるようになっています。

このように見てくると、**しっかり休むには、夜、副交感神経が優位である必要があるとわかるでしょう。**にもかかわらず仕事で心配事があったりイライラしたりしていると、寝る時間になっても交感神経が優位のままで、過緊張が続き、うまくリラックスできなくな

図表2－6　交感神経と副交感神経の働き（例）

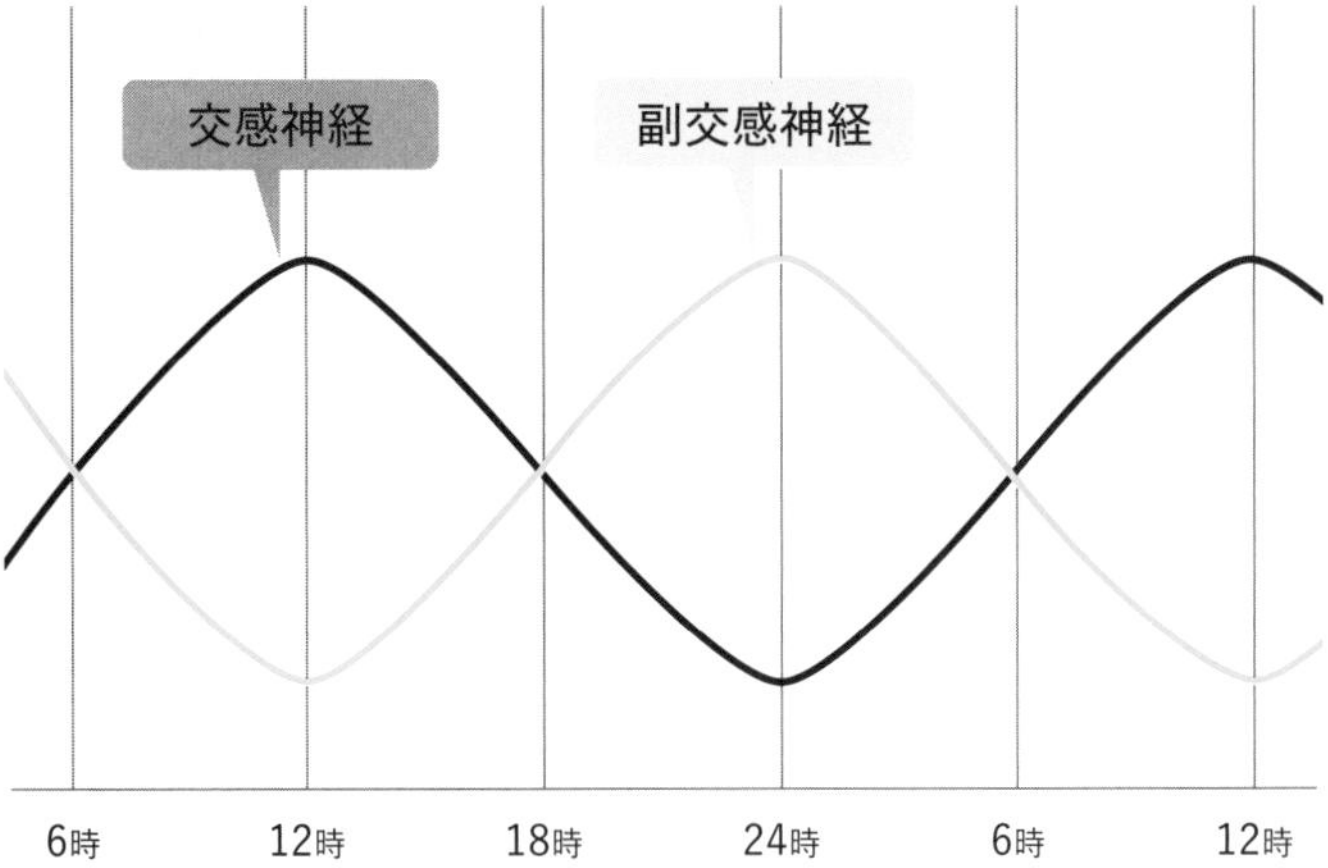

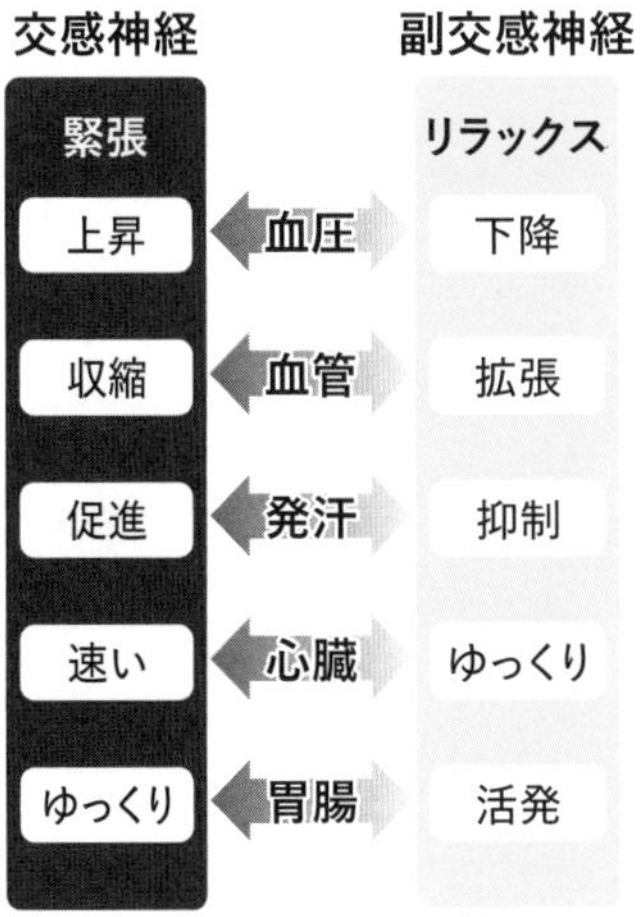

ってしまうのです。つまり、自律神経が乱れた状態が続いた結果、先ほどお話ししたように肩こりや眼精疲労といった症状があらわれてきます。そして、疲労がさらに蓄積すると、不眠や便秘などの症状も出てくるようになります。

自律神経のトータルパワーは10代後半がピーク

自律神経は「自律」という名のとおり、私たちが意識しなくても自律的にはたらいてくれるわけですが、体力が年齢とともに低下するように、自律神経の活動能力も低下してきます。

交感神経のいちばん高いところといちばん低いところの幅と、副交感神経のいちばん高いところといちばん低いところの幅を足したものを「自律神経のトータルパワー」といいます。トータルパワーがどれくらいあるかは、心拍変動を計測して解析することでわかります。

自律神経のトータルパワーのピークがいつかご存じでしょうか。**実はなんと10代後半から20歳までと、早々にピークに達してしまいます。**40歳ではそれが半減し、60歳では4分の1になります。イメージとしては、前ページの図表2－6で示した「交感神経と副交感神経がつくる逆位相のカーブ」がゆるやかに平たん化し、上下の波が低くなっていく感じです。

できればこのカーブの山（や谷）をできるだけ高く（低く）保つのが疲労回復のコツです。

しかし加齢による自律神経のパワーダウンには個人差があり、大事なのは、**交感神経と副交感神経のどちらかが優位になりすぎることのないよう、バランスがとれていること**です。

いちばんいいのは交感神経も副交感神経も10点満点のはたらきをすることですが、交感神経が10点、副交感神経が6点で計16点をとるよりも、交感神経が8点、副交感神経も8点で計16点をとったほうがいい。どちらかが優位になりすぎると、困ったことが起きてくるからです。

交感神経と副交感神経の関係は、しばしば自動車のアクセルとブレーキにたとえられます。交感神経はアクセルで、体を興奮・緊張させる力です。

一方の副交感神経は自動車のブレーキのように、活動を止めて休ませる力です。

交感神経と副交感神経はバランスが大事

なぜ交感神経と副交感神経両方のバランスがとれていることが大事かというと、強いアクセルを踏んだあと、弱いブレーキではなかなか止まれないからです。つまり昼間エネルギッシュに活動したあとはしっかりブレーキを踏んで休まなければいけないのに、ブレーキが弱いと眠りが浅かったり緊張がほどけなかったりして疲れがとれなくなってしまいます。

逆もしかりで、交感神経のはたらきが弱いと、アクセルが弱くてあまりスピードが出ていないのにブレーキを踏んでばかりいるようなもので、ほとんど前に進めません。つまり活動的になれず、いつもだるくて元気がない状態になってしまいます。これも一種の「疲れ」でしょう。

交感神経のはたらきがもっと弱くなると、循環器系の調節がうまくいかなくなり、起立性調節障害という病気につながることもあります。これは若い人や子どもたちに多い病気で、朝、目がパチッと開かないし、なんだかシャキッとしない。なかなか立ち上がれないし、立ってもフラフラしてしまいます。

したがって交感神経と副交感神経はどちらも同じくらいのパワーがあるのが望ましく、どちらかが優位になりすぎないよう気をつけることが大事です。それが疲労の予防にもつながります。

自律神経の乱れ方は、次の4タイプに分かれます。疲れ方の4タイプといってもいいでしょう。自分はどのタイプか、次ページ以降の解説を読みながら考えてみてください。

【A】アクセルもブレーキもばっちりな「バランス良好タイプ」
【B】ブレーキがききにくい「がんばりすぎタイプ」
【C】アクセルがききにくい「だらだらタイプ」
【D】アクセルもブレーキもきかない「ぐったりタイプ」

疲れには4つのタイプがある

【A】アクセルもブレーキもばっちりな「バランス良好タイプ」

Aタイプは交感神経も副交感神経も強い理想的なタイプです。このような人は、朝は交感神経が高く上がって夕方になるとどっと下がり、副交感神経はそれと逆位相を描くというように、どちらも高いカーブを描きます。

この人たちは、昼間はしっかり活動し、夜はしっかり休むことができるので、一時的に疲れることはあっても疲れをあまりもち越しません。今の生活を続けていて、まったく問題ない人たちだといえるでしょう。

【B】ブレーキがききにくい「がんばりすぎタイプ」

おそらく現代人にいちばん多いのが、この「交感神経は強いが、副交感神経が弱い」Bタイプではないでしょうか。Bタイプは一言でいってがんばりすぎのタイプです。交感神経のはたらきが強いので、血圧も脈拍もガンガン上げてエネルギッシュに働けます。しかし人間ですから、ずっとこの状態が続くわけではありません。どこかでポキッと折れないように、意識的に休むことが必要です。

副交感神経が弱いということはリラックスが下手ということです。規則正しい生活をしたり、日が暮れてからは静かに過ごしたりして副交感神経を高めることを心がけると、疲れがとれやすくなります。

Bタイプの人たちはエネルギッシュに行動するので、仕事帰りにトレーニングジムに行って、夜の10時、11時まで激しい運動をしたりしがちですが、これはよくありません。

私はいつも、「ジムに行くなら夜はやめて、朝、出勤する前のほうがいいですよ。どうしても会社帰りのほうが都合がよいなら、なるべく夕方の早い時間にしてください」とアドバイスしています。なぜなら夜の10時とか11時というのは、本来であれば副交感神経が高くなってきて、体がもう寝るモードに入りたがる時間帯だからです。そんなときに運動すると、交感神経が刺激されて体の寝る準備を阻害してしまうので、なかなか寝つけなくなってしまいます。

ちなみに寝る前に熱いお風呂に入ったり熱いシャワーを浴びたりするのも禁物です。交感神経を高めることになり、体内の深部体温が上がって寝つきに悪影響が出るからです。深部体温が高いままだと人間は眠れません。よく、「赤ちゃんは眠くなると手足が温かくなる」といいますが、それは体の中心部分の血液を体の外側のほう、つまり手や足の表面近くに移動させているからです。手足の表面に来た血液は外気温で体温を奪われるので、深部体温は下がります。そうやって眠りにつく環境を整えているということです。

大人も同じで、寝るときは体の中心部の体温を下げないといけません。それなのに寝る直前に熱いシャワーやお風呂に入ると、中心部の体温が高くなりすぎて眠れなくなります。Bタイプの人は特にシャワーやお風呂は寝る2～3時間前に済ませ、お湯もなるべくぬるめにしたほうがいいでしょう。

【C】アクセルがききにくい「だらだらタイプ」

あまり活動的でなく、**朝からだらだらしてエンジンがかかりにくい**のがこのタイプです。「なまけている」「やる気がない」といわれがちですが、副交感神経が優位で交感神経が弱

図表2－7　疲れ方の4タイプ

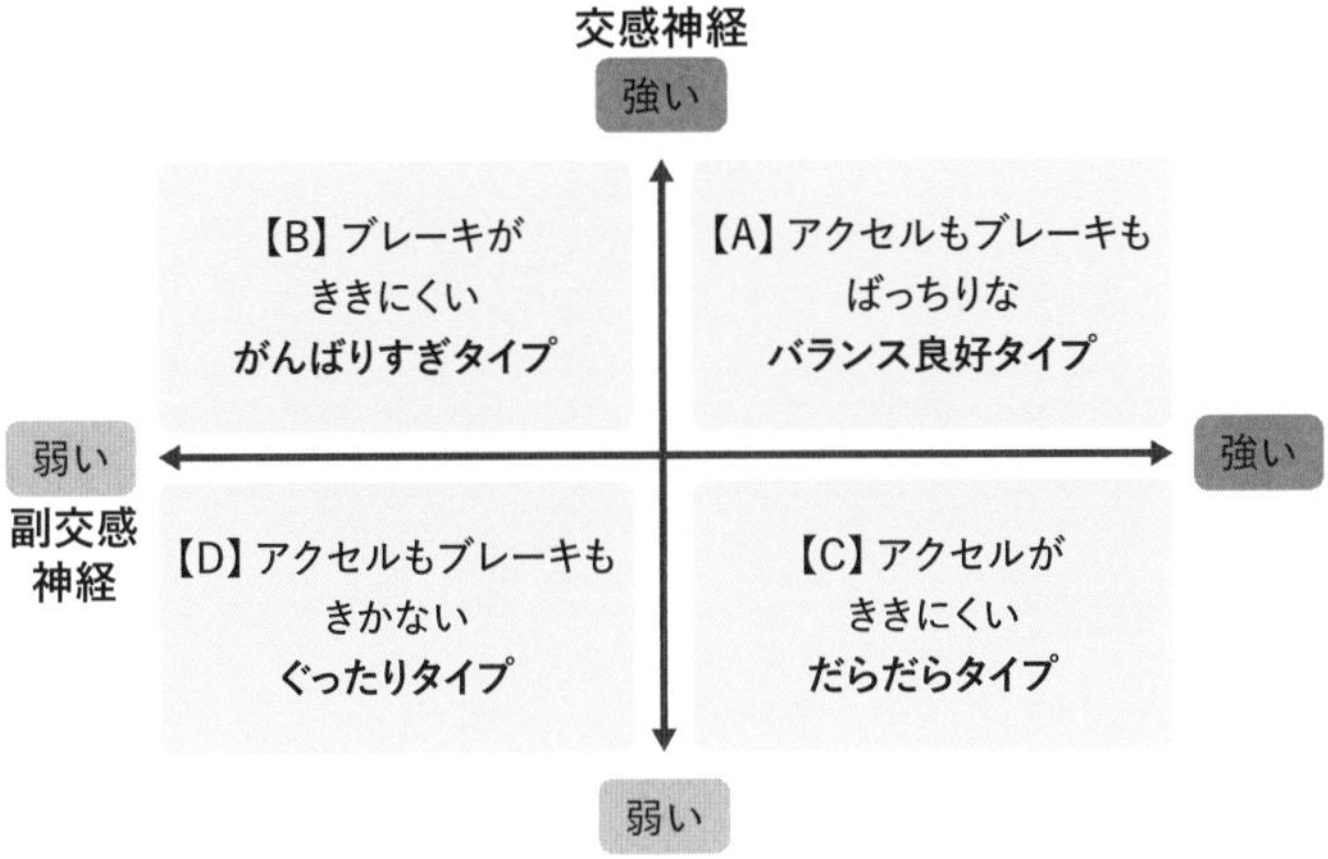

いので、がんばりたくてもがんばれないのです。

　Cタイプの人は今ひとつシャキッとせず、活動しているときと休んでいるときの違いがはっきりせずメリハリがありません。**昼間から横になることが多いのも特徴です。**

　Cタイプの人は自分で意識してスピード感をもって動くようにしたり、みずから計画を立てて活動したりと、アクセルを踏むことを心がけましょう。無理に予定を詰め込むとかえってストレスになるので難しいのですが、自発的に計画を立てて、自分が「これをやろう」と決めたことは予定をこなすようにすると交感神経がはたらくようになってきます。

朝、起きたときカーテンを開けて日の光を浴びると交感神経が立ち上がってくるので、太陽の光を浴びるようにするのもおすすめです。

【D】アクセルもブレーキもきかない「ぐったりタイプ」

Dタイプは交感神経が低くて副交感神経も低い人たちです。アクセルもブレーキもきかないので、パフォーマンスも出ないし疲れもとれません。

交感神経が弱いので、長時間エネルギッシュに活動することができず、活動が長続きしません。なおかつ副交感神経も弱いので、疲れを回復させる力も弱くなっています。**それほど活動していないのにすぐ疲れてしまい、なかなか回復せず、疲れがずっとたまっている状態です。**オーバートレーニング症候群（40ページ参照）になると、このような状態になります。

このタイプの人はまずゆっくり休み、でもできるだけ規則正しいリズムで生活して、交感神経と副交感神経の両方を高めることを目指しましょう。114ページ以降でご説明する「休養のモデル」をうまく使いながら、この状態から抜け出すノウハウを身につけてください。

自分が4つのタイプのどれにあたるかは、**生まれつきもありますが、それがすべてではなく、主に毎日どんな生活を送っているかで決まります。**遺伝や体質も関係しますが、日々の生活習慣の影響のほうが大きいのです。その意味では、**血圧と同じようなものだと思えばよい**でしょう。不摂生な生活をしていると高血圧になりやすいですが、運動や減量、食生活を改めると血圧は低くなります。忙しい仕事に追われている人はBタイプになりやすいですし、Bタイプだった人も仕事を辞めて気が抜けてしまうとCタイプになるかもしれません。いずれにせよ、自分の疲れ方にあった対策をとることを心がけてください。

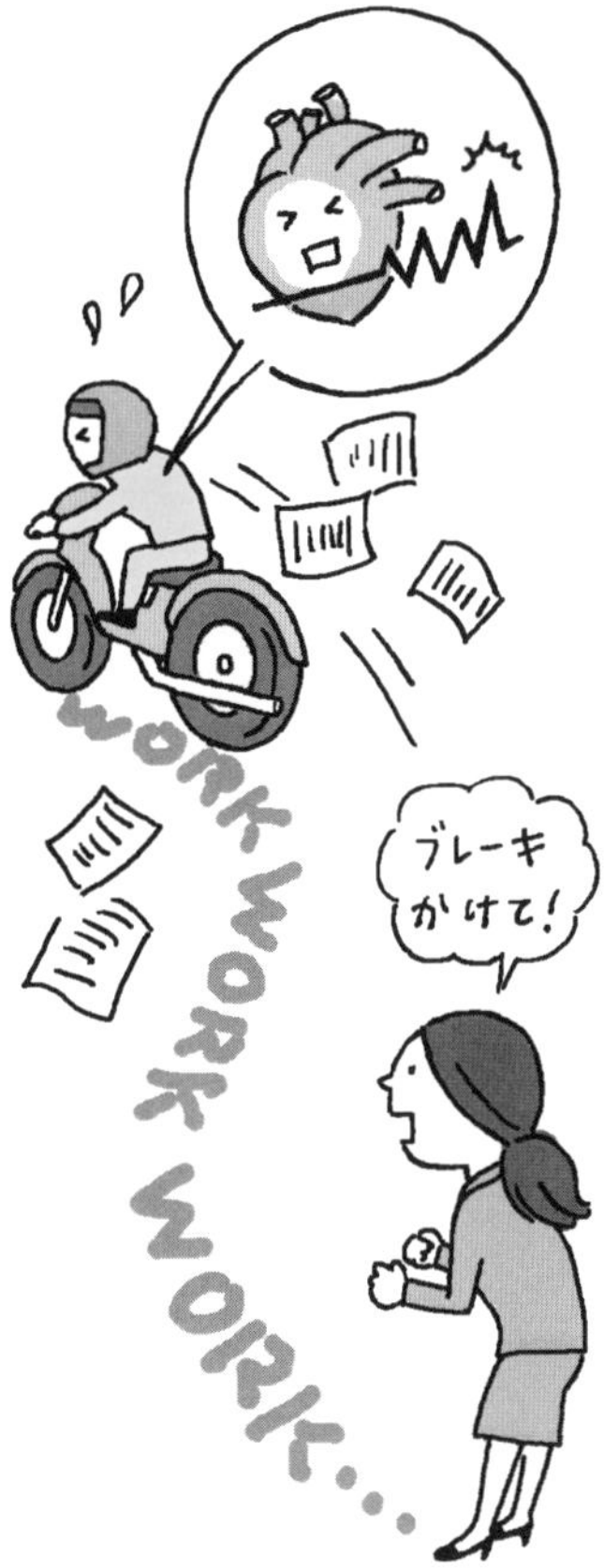

免疫系が不調になると病気にかかりやすくなる

　ここまで、人体の3つの制御システム（内分泌系・神経系・免疫系）のうち、内分泌系と神経系の疲れについていろいろな観点からお話ししてきましたが、最後に免疫系についても触れておきましょう。結論からいうと、免疫系にもストレスは確実に影響します。ストレスから疲労が起こり、免疫系の不調につながります。

　「疲れがたまっていると風邪を引きやすくなるなあ」と思ったことはありませんか？　これは疲労によって**免疫系が弱っている典型的なサインです。**

　内分泌系のところでも説明しましたが、免疫というのは簡単にいえばウイルスや細菌から体を守るためのしくみです。血液中の白血球に含まれるリンパ球と顆粒球が、体内に侵入してきたウイルスや細菌を攻撃してくれるので、私たちは病気に感染せずに済みます。この免疫のはたらきが弱くなると、感染を許してしまうのです。

免疫がよくはたらくかどうかには、自律神経の状態も関係しています。交感神経と副交感神経のどちらが優位かで、白血球の中のリンパ球と顆粒球の割合が変わってくるためです。交感神経が優位なときはリンパ球が減り、顆粒球が増えます。逆に副交感神経が優位なときはリンパ球が増え、顆粒球が減ります。

顆粒球は主に昼間に活発化して、体内に入ってきたウイルスや細菌をパクッと食べてくれますし、リンパ球は特に夜間に活発化し、顆粒球が食べきれなかったウイルスや細菌に対して抗体をつくり免疫反応を起こすというように、どちらも免疫に不可欠の存在です。ただ、疲れている人はだいたい過緊張で交感神経優位の状態にありますから、リンパ球の活動が下がる結果、免疫系がうまくはたらかなくなり、ウイルスや細菌に感染してしまうのです。

免疫はがんからも守ってくれています。がん細胞は毎日生まれていますが、すぐに免疫系が見つけて退治しているので多くの場合は発症せずに済んでいます。しかし免疫系の働きが低下すると、がん細胞が勝ってしまい、がんを発症することになります。

「疲れを放っておくと、がんになりやすくなる」というとちょっと過激ないい方かもしれませんが、疲れると免疫のはたらきが落ちるのはたしかです。

column

疲労の原因は乳酸ではない

かつては疲労のバロメーターだったが……

「疲労の原因は、筋肉に乳酸がたまることである」という説を聞いたことがないでしょうか。「学校ではそう習った」という人もいると思います。

しかし現在では**疲労の原因は乳酸ではないことが明らかになっています。**

ではなぜ乳酸が疲労の原因だといわれていたのでしょうか。

かつて疲労の原因を探ろうとして、こんな実験がおこなわれていました。

研究室で被験者に１００ｍを全力で走るような激しい運動をさせる。その直後の疲労した状態で血液を採取すると、決まって血液中に乳酸が見つかる――。そのため「乳酸は疲労の原因だ」と短絡的に結びつけてしまったのです。

乳酸が最も多く出るのは、無酸素運動をしたときです。普段私たちは有酸素運動で活動していますが、無酸素運動は激しい運動なので、運動後はエネルギーが枯渇してしまいます。体はエネルギーを素早く補給するために、糖を分解して、早くエネルギーをつくろうとする回路に入ります。その糖（グルコース）を分解したときに出てくるのが乳酸です。

つまり**「疲れているときは血液中に乳酸がある」のであって、乳酸のせいで疲れるわけではない**のです。

かつては乳酸の量が疲労のバロメーターになっていましたが、今のところそれに代わる疲労の程度を示す特定の物質は見つかっていません。ただし疲労がたまっているかどうかの目安は測定できます。

疲労がたまると、いちばん顕著にあらわれる現象は自律神経の乱れです。そこで、自律神経の乱れをあらわす心拍変動解析で測定するのが、今のところ最も確実です。

疲労度は「心拍変動解析」で測れる

私たちの心臓は「トックン、トックン、トックン」と脈を打っていますね。これが心拍ですが、心拍には波があってピークがあります。心拍変動解析は、このピークとピークの距離を測ってその状態を解析し、ピークとピークの間の波を高周波と低周波と超低周波の3つにわけます。高周波は副交感神経の指標になり、低周波は交感神経の指標になります。

この2つをみると、「交感神経が高い」とか「副交感神経が高い」とか、「両方ともいいバランスだ」などとわかるのです。ちなみに超低周波は何の指標にすればいいのか、いまだにわかっていません。

交感神経と副交感神経の2つの数値の総和（トータルパワー）という指標もあります。この2つの総和が大きいと交感神経も強いし、副交感神経も強いといえます。

村田製作所では「疲労ストレス計」という商品を販売していますが、これは疲労をトータルパワーで計測するものです。長距離トラックやタクシーの運転手が疲労を計測することで、居眠り運転などの予防に役立てています。

また**指先で自律神経の状態を測れるスマホアプリもあります。**トータルパワーは血圧と同じように、そのときの体調によって揺れ動くので一定の数字にはなりませんが、疲労度の指標にはなるでしょう。いちばん大事なのは、**自分で自分の体の声に耳を傾けることなのは、いうまでもありません。**

第3章

最高の「休養」をとる7つの戦略

「活動↓疲労↓休養」のサイクルから抜け出そう

前章で疲労の正体について理解していただいたところで、この章ではいよいよ、私たちの考える「理想的な休養のとり方」について説明していきましょう。

ここまで見てきたように、私たちは十分な休養をとれているとはいえません。今の私たちの休養のとり方を図解してみると、「活動→疲労→休養」の3つをグルグル回っているようなものです（図表3－1）。

どういうことでしょうか。

私たちは職場や学校に行って、**仕事や勉強などの活動をします（活動）**。家で仕事をする人もいますし、家事や介護、育児をする人もいるでしょう。

これらの活動をすれば、**当然、疲れます（疲労）**。

疲れたら休みます（休養）。

図表3－1　今の休養サイクル

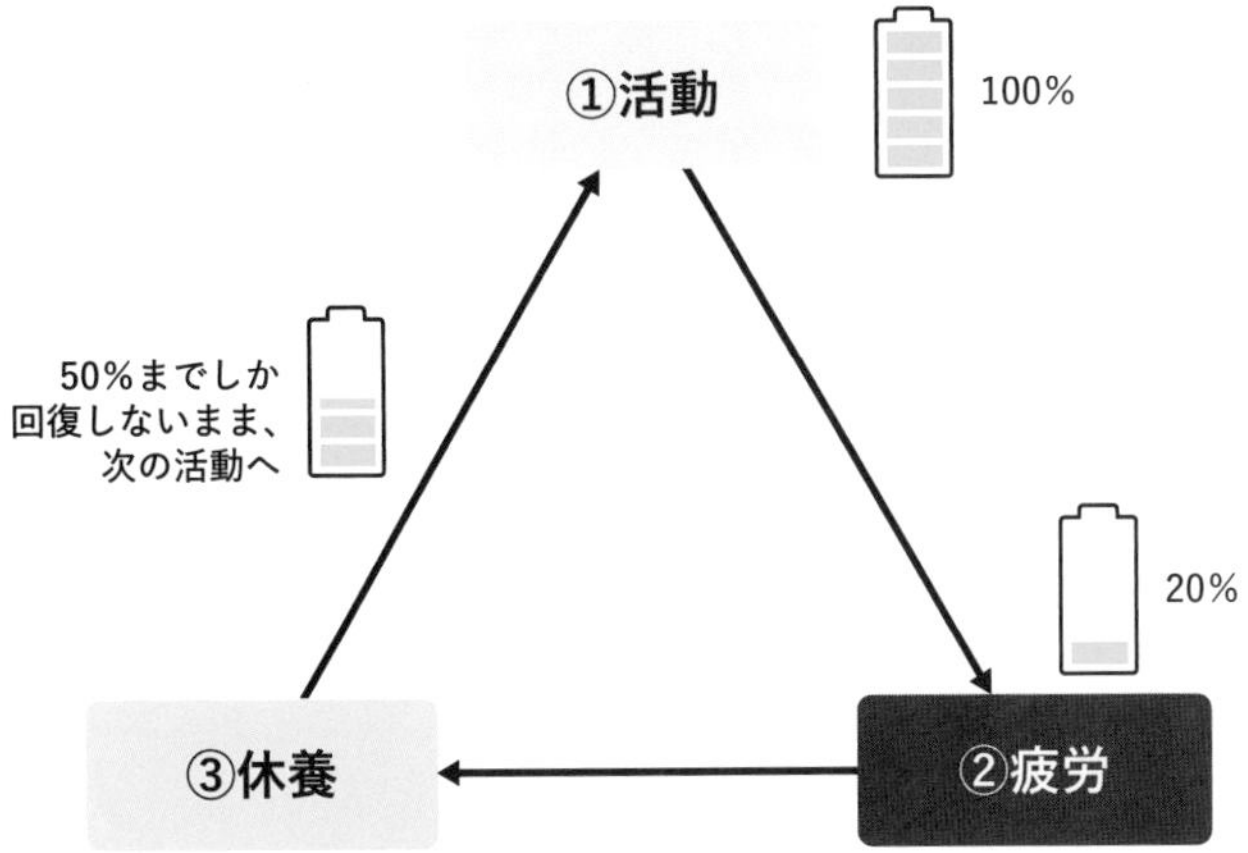

そしてまた活動します。

このように普段私たちはこの3つの要素を繰り返しているのです。

しかし私は、ここにもう1つの要素を加えたいと考えます。それは何でしょうか？　皆さんも考えてみてください。

私はよく皆さんにこんなふうに質問します。

「疲労の対義語、反対語は何だと思いますか？」

すると、

「休養ですか？」

と答える人がほとんどです。

しかし、残念ながら休養ではありません。

日常のサイクルに「活力」を加えてみる

活動→疲労→休養のサイクルを、スマホの充電池にたとえてみましょう。活動し、疲労することで電池の残量は減ります。しかし、休養することで充電し、再び活動します。休養で100％フル充電状態に戻れれば、これで何も問題ありません。しかし、もうおわかりかと思いますが、なにしろ日本人の8割が疲れているわけですから、実際にはそうなっていません。今はやりのいい方をすれば、サステナブル（持続可能）になっていません。

休んでもフル充電に戻せないまま、活動に戻っているのが実態です。私の感覚では、**今の日本人は休養しても50％程度しか充電できていないイメージです。**そのまま活動して20％くらいまで減り、休養で50％にどうにか戻って、また活動して……。これでは、私たちの消耗は進むばかりで、疲れがどんどんたまっていってしまいます。

図表3－2　理想の休養サイクル

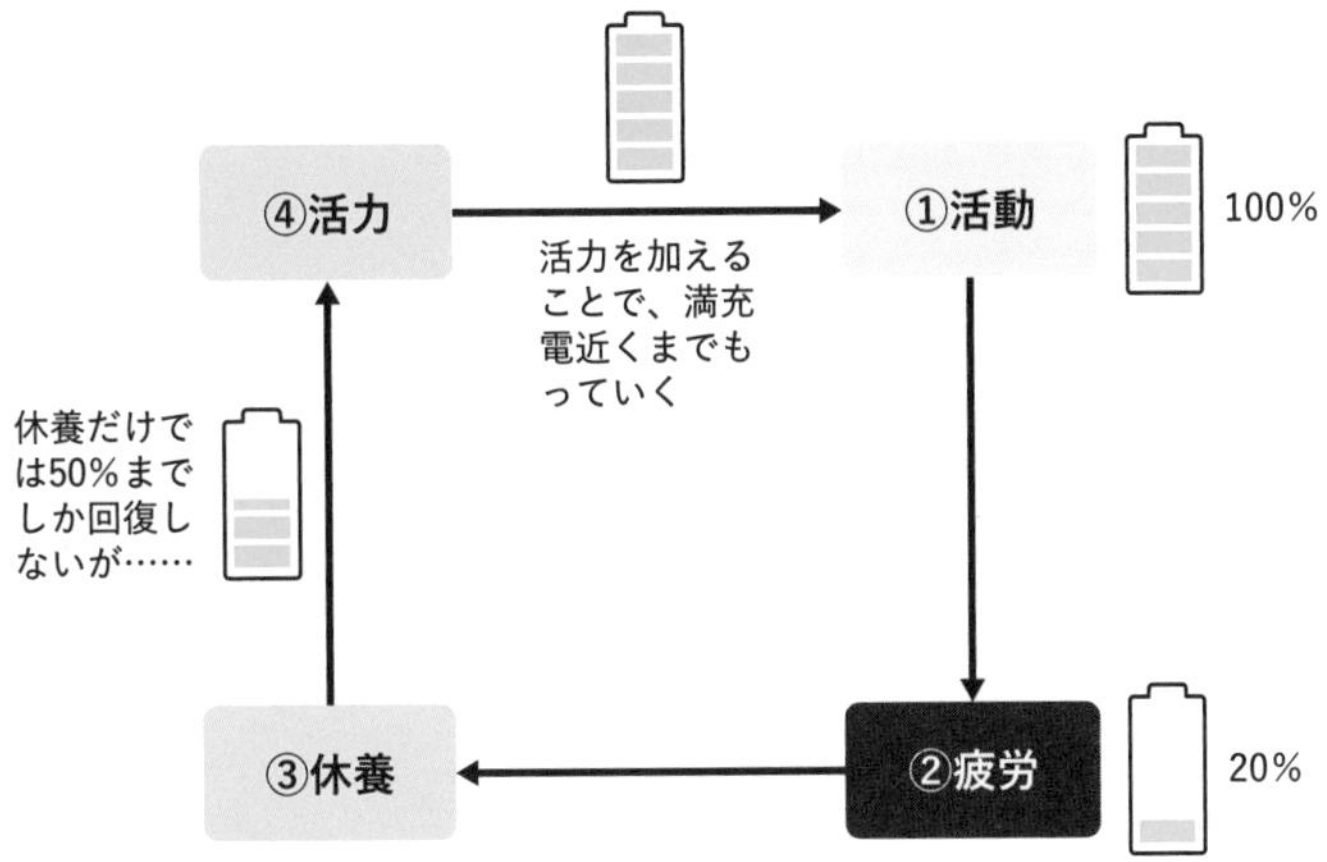
①活動
100%
②疲労
20%
③休養
休養だけでは50%までしか回復しないが……
④活力
活力を加えることで、満充電近くまでもっていく

そこでわれわれが提唱しているのが、次の活動に移る前に、休養のほかにもう1つ、疲労を打ち消すような要素を加えることです。

辞書を引くと、**疲労の反対語は「活力」である**と書いてあります。この活力を加えて4つの要素にしてはどうか、そう考えたのです。

つまり、休養したあとすぐに活動を始めるのではなく、そこからさらに活力に満ちた状態までもっていき、再び活動する、というサイクルです（図表3－2）。

休養だけでは50%程度しか充電できなくても、活力を加えて満充電に近いところまでもっていくのです。

心身を鍛える「超回復理論」とは何か

では、どうしたら活力を高められるのでしょうか。意外に思われるかもしれませんが、実は**あえて軽い負荷を自分に与えると、活力が高まることがわかっています。**

そこで思い出していただきたいのが、40ページの「オーバートレーニング症候群」のところで少し触れた「超回復理論」です。

前回のトレーニングの疲れが回復しきっていないのにトレーニングを続けると、結果的にパフォーマンスはどんどん下がっていってしまいます。そうならないために、アスリートたちは超回復理論にもとづいて、激しいトレーニングのあとに必ず一定の休養をとることでパフォーマンスを上げていく、とお話ししました。

超回復理論は、筋力トレーニングをしている人にはおなじみかもしれません。簡単にいえば「あえて負荷をかけたトレーニングをすると、その直後は疲れて体力が低下するが、

図表3－3　超回復

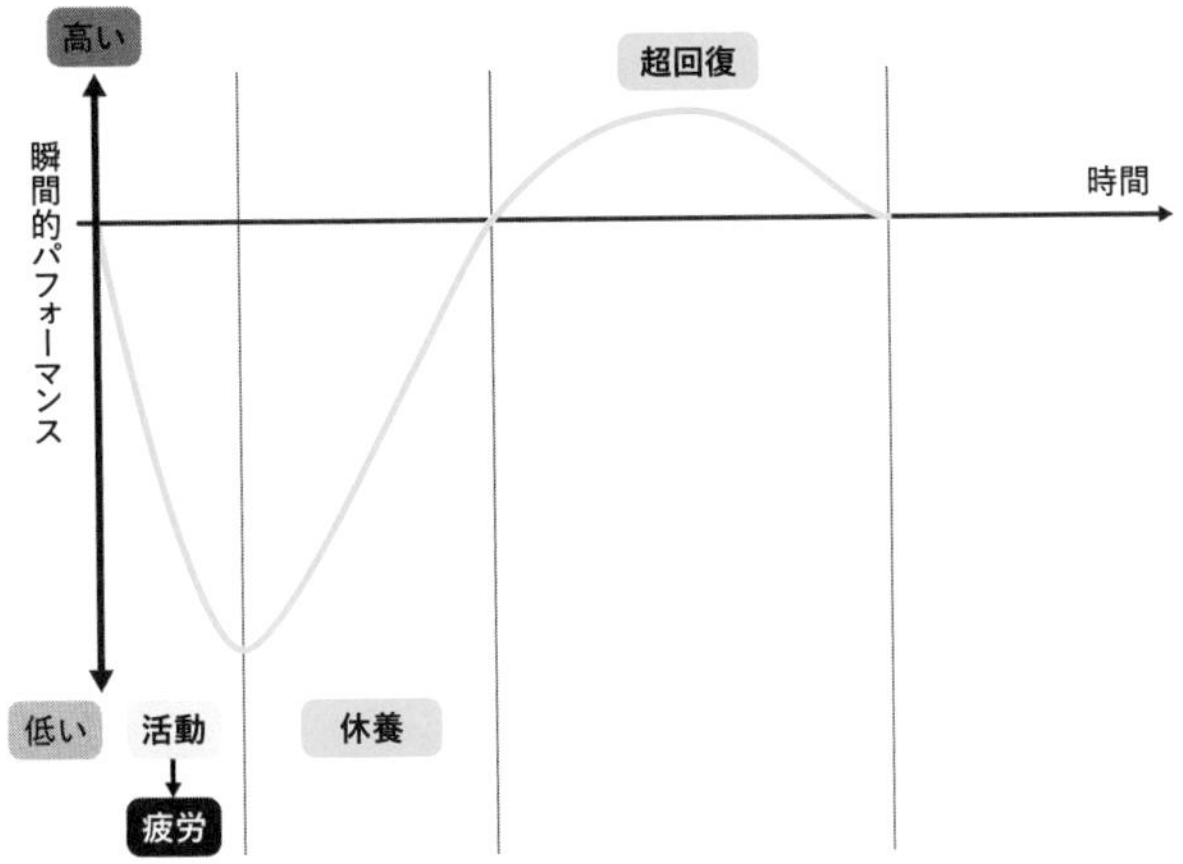

そのあと十分な休養をとることで、トレーニングをする前より体力がつく」という現象を説明した理論です（図表3－3）。

筋トレでいえば重いものをもち上げたり、もち上げる回数を多くしたりして、筋繊維を1回壊します。その後48時間から72時間、つまり2～3日はトレーニングをせずに休養に専念します。すると、トレーニング前よりも筋繊維が肥大しているのです。

ボディービルダーたちはこれを繰り返すことによって、たくましい肉体をつくっていますが、超回復理論は、なにもこうしたアスリートの人たちだけのものではありません。ビジネスパーソンや一般の人たちもぜひ取り入れたい考え方なのです。

あえて、自分に負荷をかけてみる

活力を高めるには、**あえて自分に何か負荷をかける**ことだとお話ししました。

「疲れが取れきっていないのに、もっと疲れることをするなんて、とんでもない」

そう思うかもしれません。しかし適切な負荷をかけたあとにもう一度しっかりと休養の時間をとると、ストレスをかける前よりも体力がつくわけですから、試す価値は十分あるはずです。

もとの体力が10だとすれば、あえて負荷をかけることで一時的にパフォーマンスが7や8に落ちても、回復時には体力が11になっている。そして次の休日にまた同じことをすれば、回復するころに体力は12になっている。こうして**基礎体力が徐々に上がってきます。**

もちろん現時点で疲弊しきっているならば、まずはいったん疲労をゼロに近づけるようにすることが先決です。それ以上の負荷をかけたらそれこそ大変な負荷になってしまいます。いきなり無理はしないでください。

疲れが残っているけれど多少は余裕があるなというときや、まだ疲れが取りきれていないけれど少しは何かやってみてもいいと感じたら、軽い負荷をかけてみてください。それから十分に休養するのです。

疲れたら、休みつつ、負荷をかける。これが活力を高めるうえでのポイントです。繰り返しになりますが、休養だけでは50％程度しか充電できなくても、活力を加えて満充電に近いところまでもっていけるのです。

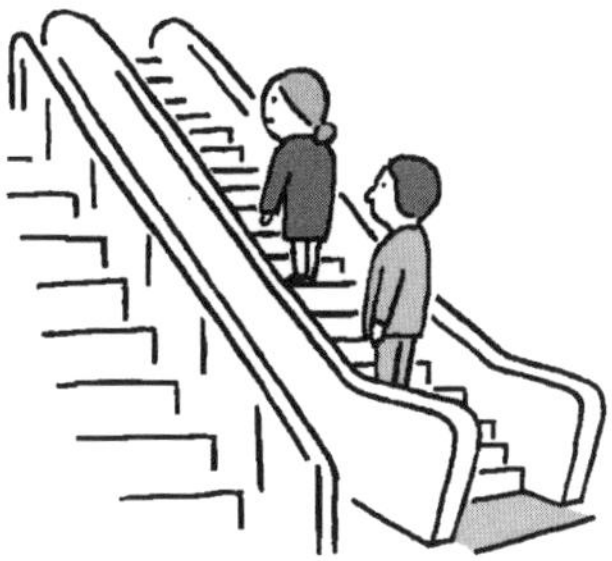

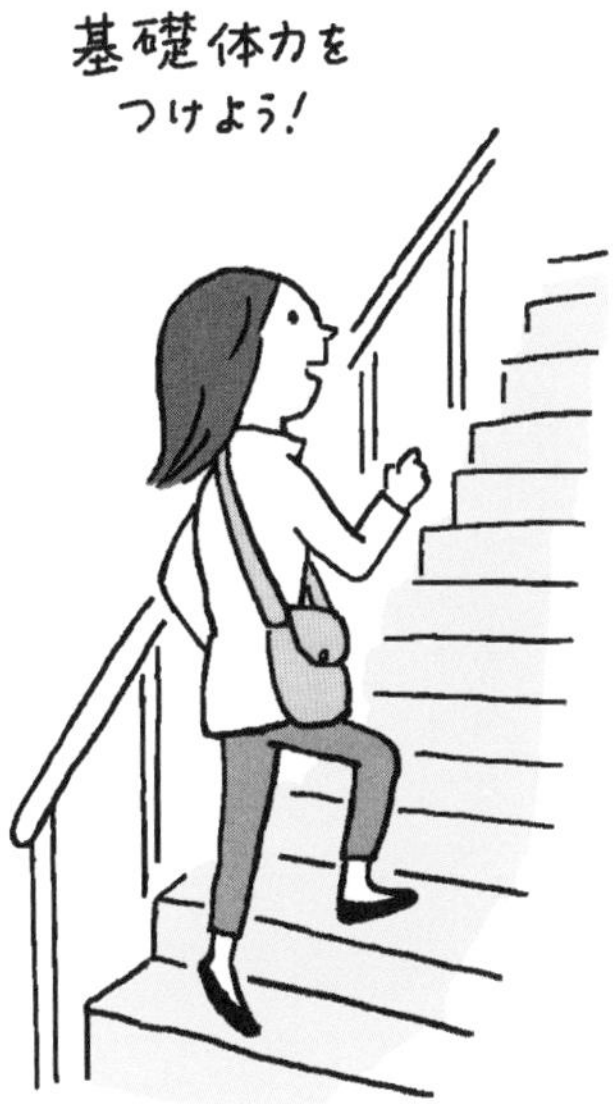

活力を高める上手な負荷のかけ方がある

負荷といっても、最初は軽いものから始めます。また、次の4つの条件を満たすことが必要です。

1つは**自分で決めた負荷であること。**

誰かに「やりなさい」と押しつけられたものではなく、自分で決めることが重要です。押しつけられたものだと、それがまた別のストレスになってしまいます。

2つめは**仕事とは関係ない負荷であること。**

仕事で疲れているのに、さらに仕事で負荷を増やすのはおすすめできません。家族から「日曜大工で家具をつくってほしい」とリクエストされていたけれど、面倒くさくて逃げ回っていたことはありませんか。こうしたものは仕事と関係がありませんから、負荷としては最適です。

3つめは**それに挑戦することで、自分が成長できるような負荷であること**です。

分厚い本を読破する、地域活動で何かの係を引き受けるなど、「ちょっと難しいけれど、これができたら自分は成長するだろうな」というものに挑戦してみることも、よい負荷です。

4つめは**楽しむ余裕があること。**

くれぐれも無理は禁物です。

さらにいうと、自分に負荷をかける課題は、できれば肉体的なものと精神的なものの両方があるといいでしょう。

肉体的な負荷なら、最初は軽い運動から始めてみます。ウォーキングをすると決めたら、楽しみながら距離を延ばしていき、ゆくゆくはランニングに移行する、という感じです。自分でペース配分することが可能なので、負荷としてちょうどいいと思います。

もう一方の精神的な負荷ですが、これは「わざと嫌いな人に会いにいく」とか、「イヤな思いをしにいく」ということではありません。難しい試験にチャレンジしたり、趣味の世界で何かの賞に応募したり、山登りで百名山制覇を目指したり――こうしたあくまでポジティブな負荷を課してみるのが大切です。

守りの休養から攻めの休養へシフトしよう

巷では1人でキャンプに出掛ける「ソロキャンプ」が流行っているそうです。私もかつて自転車で日本一周をしていたころは、よくキャンプしたものです。

設備のそろったキャンプ場ならいざ知らず、未知の森の奥にテントを張って朝まで過ごすとしたら、その夜は真っ暗な闇の中を1人で過ごすことになります。自分のほかに誰もいない自然を楽しめる人はいいですが、そうでない人は恐怖心に耐えなければなりません。

その意味でソロキャンプは、精神的負荷をかける行為なのではないでしょうか。しかもそれは誰かに命令されたのではなく、自分自身で行くと決めたことです。もしどうしてもイヤだと思えば、途中で帰ってくればいいわけです。見事に、ポジティブな負荷と呼べる条件がそろっています。

こうした休養のとり方を、私は**「攻めの休養」と呼びたいと思います。**

土日は寝たり、だらだらとしたりして過ごし、月曜日になったらまたなんとなく活動に入るのは「守りの休養」です。**攻めの休養は、もっと積極的・主体的に休むというアプローチです。**

積極的に休むといういい方は少し変かもしれませんね。でも、大事な休日は、より疲れがとれるように過ごしたり、疲れにくい体づくりをしたりと活力を得ることに使う――。そんなふうに、これまでの日常のサイクルを「攻めの休養サイクル」に変えていっていただきたいのです。

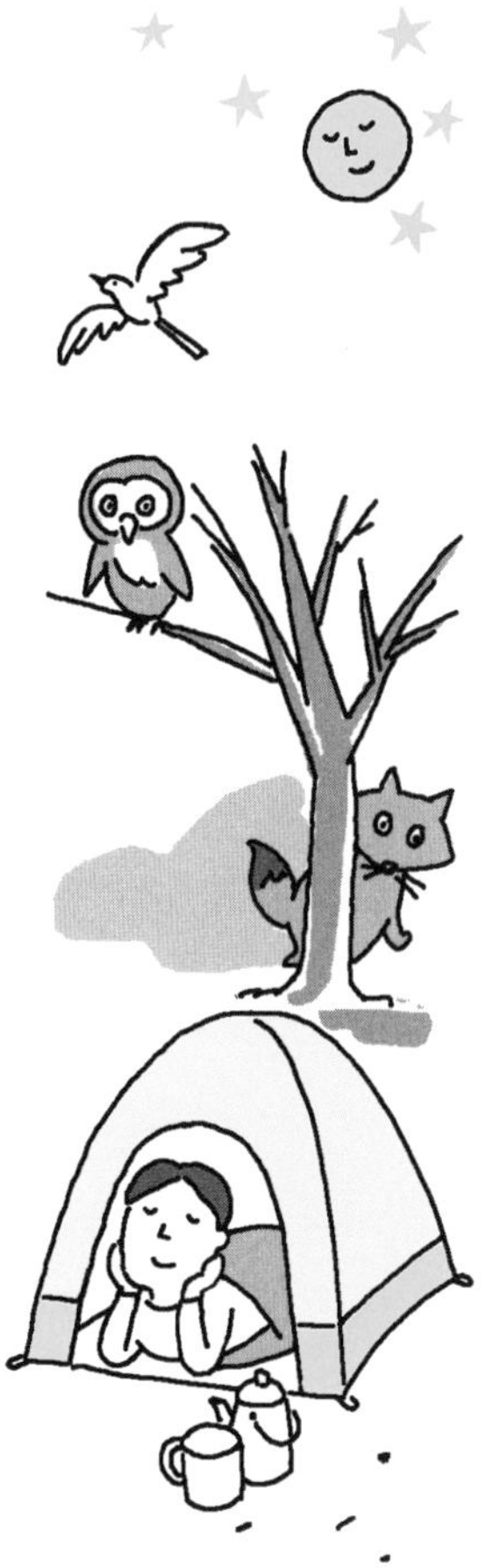

休養学が定義する「7つの休養モデル」

それではいよいよ、どんなふうに休むとより疲れがとれて、活力を得られるかについてお話ししましょう。休養学では、休養の7タイプを定義しています（図表3－4）。

休養には大きくわけて、

・生理的休養
・心理的休養
・社会的休養

の3つがあり、さらにそれを1〜3つのタイプにわけています。

この7モデルを日常に取り入れることで、疲労回復は促進されます。

図表3－4　活力を上げる７つの休養モデル

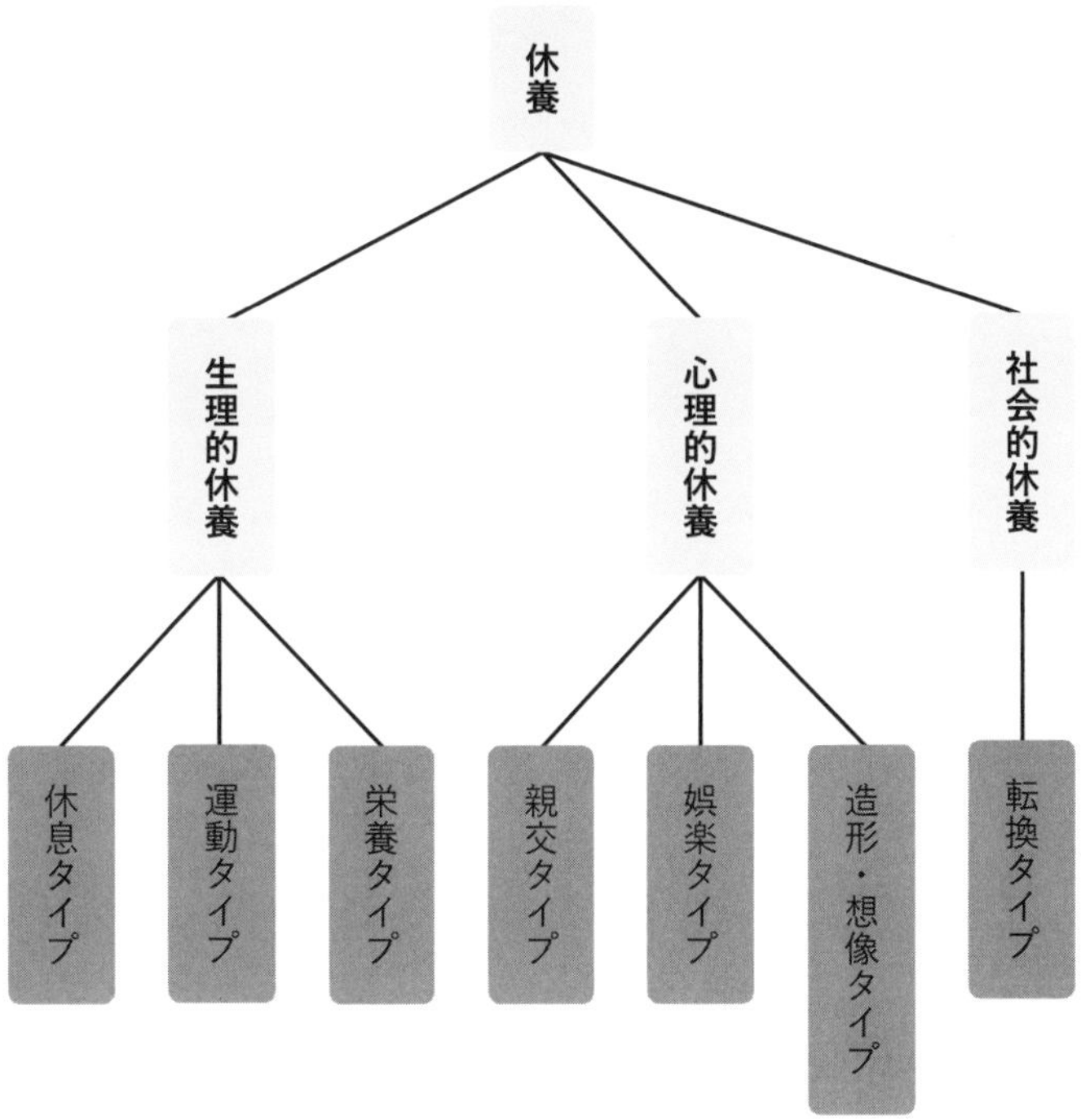

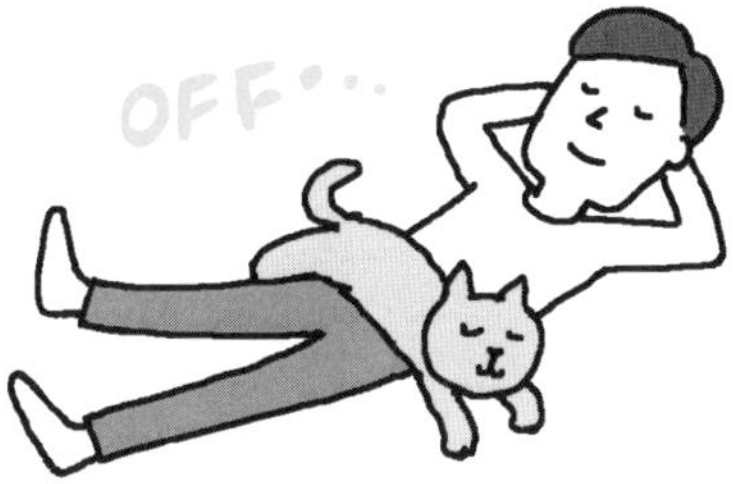

生理的休養その1「休息タイプ」

生理的休養には休息タイプ、運動タイプ、栄養タイプの3つがあります。順番に説明していきましょう。

休息タイプは、一般的な「休み」のイメージに近い休み方です。活動をいったん停止して体を動かさず、エネルギーの消費を抑制して、エネルギーが回復するのを待つ受動的な休み方です。**いわば「消極的休養」といえるでしょう。**

具体的な行為としては、「睡眠（昼寝を含む）」「休憩」などです。休息をとるときに大事なのは、いかにエネルギーを消費しないようにするか。体を動かさないことに焦点を当てましょう。

なかでも睡眠は、やはり休養の中ではとても大切な部分を占めます。すでに説明したように、サーカディアンリズム（概日リズム）にそったサイクルで活動していれば、よい睡

図表3－5　休息タイプの休養

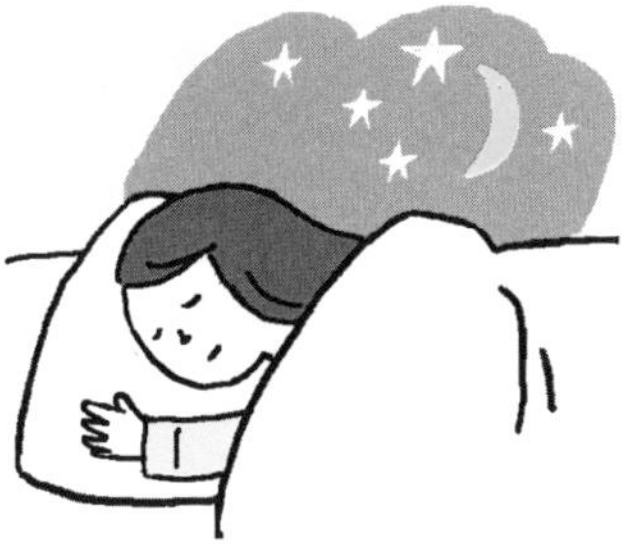

睡眠をとる

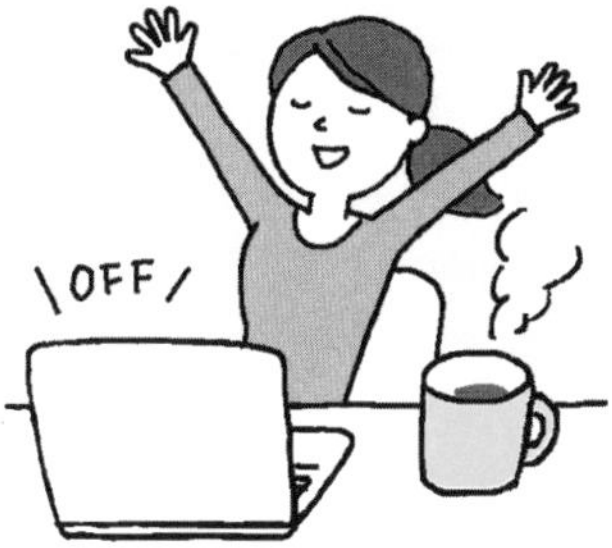

休憩をとる

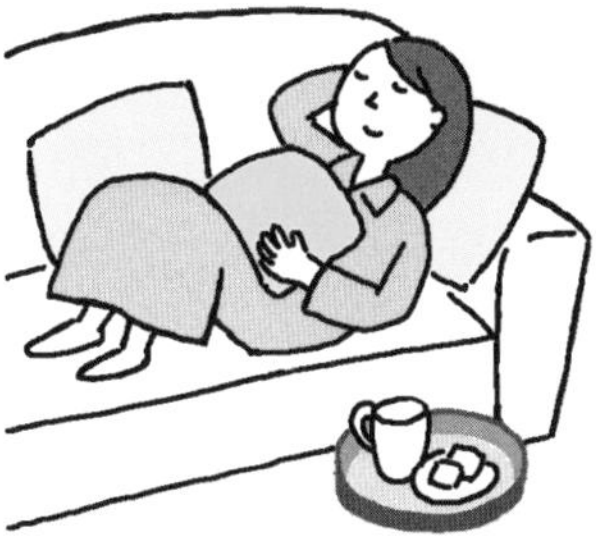

ソファでゴロゴロする

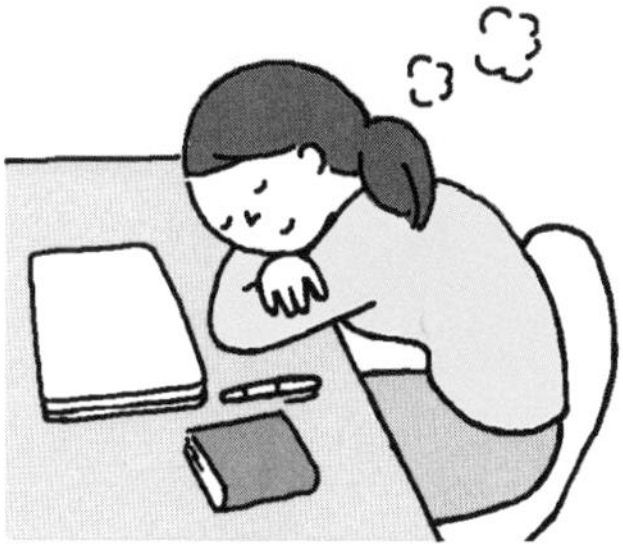

机で仮眠する

活動をいったん中止し、エネルギーの消費を抑えてリラックス。心と体を沈静化する

眠がとれるので疲労回復も早くなります。睡眠については第4章で詳しく説明します。

休憩には注意が必要です。**「一日じゅうベッドでゴロゴロしている」「ソファに横になって映画や動画を見まくる」といった休み方は、疲労をゼロにすることはできても、活力を高めるという意味ではあまり効果がありません。**

エネルギーの消費を抑え、その間に体力の回復を待つという意味では、横になってテレビやスマホを眺めているのもいいでしょう。冬場はコタツで横になってゴロゴロしていてもかまいません。しかしそれは、主体的な休みではありません。

「今日は体の疲れをとるために数時間横になっていよう」と**〝自分で決めて〟休憩するのは必要なことです。**そうではなくて、「何もすることがないから」と漫然と受動的にゴロゴロしているのはむしろ悪影響です。

活動と活動のあいまに骨休めをするためにちょっと横になるのはいいけれど、「何も予定がないから」「平日は疲れているから」といってだらだら過ごしてしまうと、結局は疲れがとれず貴重な休日が終わってしまいます。

睡眠も同じで、寝不足を解消するために短い昼寝をしよう、いつもより遅く起きようと計画して実行するのはオーケーです。

生理的休養その2 「運動タイプ」

「運動と休養は、正反対の話ではないか」と思われる方もいるかもしれませんが、休養学では運動を休養の一種とみなします。適度な運動をすることで、より疲労回復が進むからです。何もせずにじっとしているより、運動をしたほうが疲れがとれます。

運動タイプの休み方は、「積極的な休養」という呼び方もできます。自分で主体的に休むために運動をするわけなので「攻めの休養」としておすすめです。

運動すると血液の流れがよくなり、細胞の1つひとつにしっかりと酸素と栄養を運ぶことができます。それによって**老廃物の除去が促進されたり、リンパの流れがよくなったりするので、疲労感の軽減につながります。**「血のめぐり」をよくすることは健康の基本です。それには軽く体を動かすのがいちばんです。

休みの日は1日じゅう寝ている人もいると思いますが、ずっと寝ていることだけが休養

図表3－6　運動タイプの休養

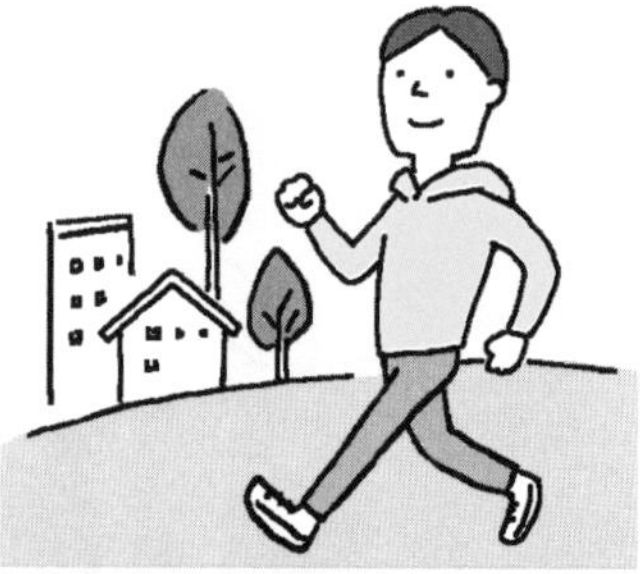

ウォーキングする

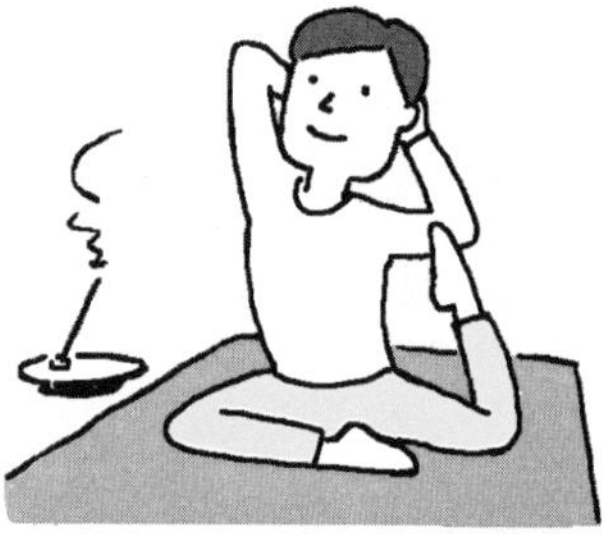

ヨガをする

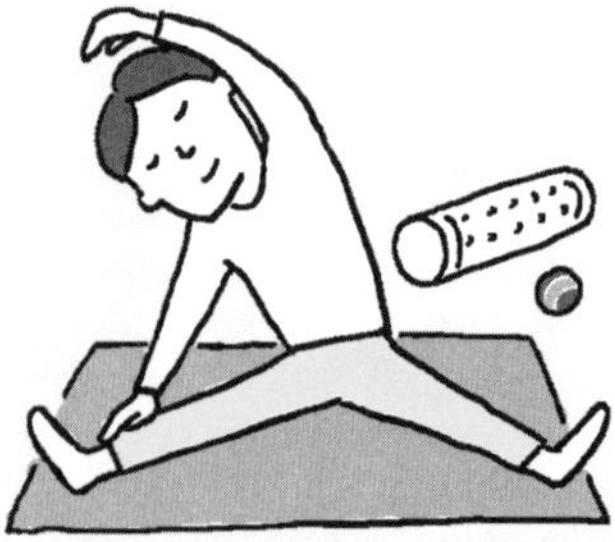

体をストレッチする

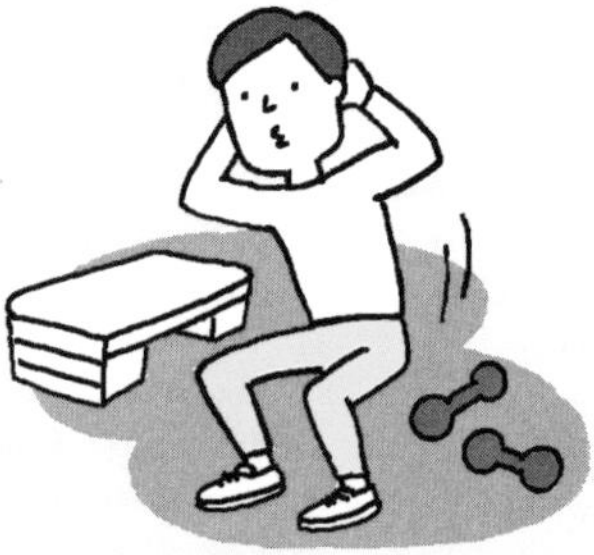

軽く運動する

老廃物の除去やリンパの流れをよくすることで疲労感を軽減する。あくまで軽微な運動に

ではありません。横になってじっとしているだけでは血液の流れが滞るからです。もちろんまったく流れないわけではありませんが、疲れをとるには軽微な運動が必須です。

昼間、適度な運動をすると体も疲れますので、夜になると副交感神経が高まって、深い睡眠がとれるといううれしい効果もあります。

具体的にはヨガ、ストレッチ、ウォーキングなどがいいでしょう。入浴も血液の流れを良くさせるという意味では、運動タイプに分類されます。

年齢を重ねて筋肉量が減ると、筋力や有酸素運動能力が低下します。筋肉や腱がこわばるといった、筋肉が減って動きに支障が出た状態を「サルコペニア（加齢性の筋肉減弱状態）」といいます。加齢性ですからある程度は仕方がないのですが、だからといって、みすみすサルコペニアになるのを待つことはありません。何歳になっても運動をすることで筋肉が育つことはよく知られています。

ドイツでは、「ずっと同じ姿勢でいると、体の節々が錆びついて動かなくなるよ」「年齢を重ねても体を動かしましょう。自分の健康維持のためですよ」といいますが、本当にそのとおりだと思います。

もちろん**疲れるまで運動しては逆効果で、あくまで「軽く体を動かす」のが大事です。**

お風呂の水圧が休養になる

入浴も運動タイプの休養だとお話ししました。お風呂に入ると疲れがとれることは、多くの人が実感しているでしょう。でもなぜ、お風呂に入ると疲れがとれるのでしょう。

それはお湯につかって体を外側から温めることで、血行がうながされるからです。もう少し詳しくいえば、**血液の流れとともに老廃物が除去されて、酸素と栄養が細胞に届けられる**からです。

それだけではありません。浴槽にためたお湯につかると水圧がかかります。

先日、私は温泉の学会に出席しましたが、そこで得た情報によれば、**お風呂のお湯につかることで体にかかる水圧は、体全体で計算すると350kgにもなるそうです。**

350kgもの水圧が体中の皮膚を軽微に圧迫している状態になると、特に足のつま先のように血液やリンパが滞りがちなところがキュッと押されます。そうするとその押し上げられた老廃物が心臓や肺に戻っていきます。これはマッサージと同じ効果です。

伸縮性の強い生地で編まれた「着圧ソックス」や「着圧タイツ」がドラッグストアなどで市販されていますが、これなどはまさにお風呂に入ったときのような効果を狙ったものといえるでしょう。本来であれば脚のふくらはぎの筋肉が、足にたまった血液を心臓に戻すのですが、筋肉は午後になると疲れて筋力が落ちてきます。そのため重力の影響で心臓からいちばん遠い足に血液が滞ってしまう。そうするとそこが血液で膨らんできます。いわゆる「むくみ」という状態です。

これを心臓まで戻すためには脚のふくらはぎが活躍します。足首を上下に動かすと、ふくらはぎが緊張して、弛緩して、緊張して、弛緩してという動きを繰り返します。このときふくらはぎの筋肉は、血管を絞って、広げて、絞って、広げています。これを「ミルキングアクション」といいます。ミルキングとは牛の乳しぼりのことです。リズミカルに血管を刺激することで、足にたまっていた血液が心臓まで戻ってきます。ふくらはぎが「第2の心臓」といわれるゆえんです。

これと同じように、**お風呂に入ると水圧がかかるので、一カ所にとどまっていた血液が心臓に押し返されます。そのため血行がよくなり疲れがとれる**のです。

疲れがとれるお風呂の温度は42度でも38度でもよい

お風呂の温度は人それぞれ好みがあると思います。

私が心地いいと思うのは38度から40度です。しかしそれより**少し熱めの42度くらいのお風呂に入ると、「ヒートショックプロテイン（HSP）」という細胞の損傷を防いでくれるタンパク質が出てくる**といわれています。

ヒートショックプロテインに関してはいろいろな論文がありますが、40度のお湯に15分くらい入っても出てくるという報告もあります。あまり厳密に考えず、気持ちよいと思える温度のお湯につかるのがいいかもしれませんね。

ただし、42度くらいの熱めのお風呂に入ると、交感神経が優位になり寝つきが悪くなることもあります。朝風呂ならともかく、寝る前は40度くらいのお湯に15分入るか、さらにぬるいお風呂にゆっくりつかるほうが副交感神経優位になるのでおすすめです。

ちなみに、ぬるめの温度での入浴は、運動タイプではなく休息タイプの休養といえるでしょう。

天然の温泉に入るのもよいですね。お湯そのものの成分で疲れがとれることも科学的に証明されています。

天然温泉に行くと温泉の種類や効能が表示されていますが、「炭酸泉」とあるのはお湯に二酸化炭素が含まれているものです。人間の体は二酸化炭素を皮膚から吸収すると血管が拡張し、より血行がよくなるのです。

温泉の中にはラドンを含むものがありますが、これは放射能を含む放射性物質です。「放射能」と聞くとギョッとするかもしれませんが、微弱な放射能は体に刺激として与えると、抗酸化効果とか免疫向上など健康効果が期待できると報告されています。これをホルミシス効果といいます。

最近は街中にも日帰り温泉施設が増え、手軽に温泉が楽しめるようになってきました。こういった温泉施設にもなかなか行けないという人でも、**家庭の浴槽に温泉成分入りの入浴剤を入れたりするのはどうでしょうか。**好きな香りの入浴剤をそろえてみると、入浴時間がより楽しくなるはずです。

生理的休養その3
「栄養タイプ」

疲労回復や疲れにくい体をつくるのに、食事も大きな影響を与えます。こういうと「栄養のバランスのとれた食事をすればいいんでしょう?」と思うかもしれません。52ページでお話ししたように、それももちろん大事なことです。

しかし休養学では「食べないこと」や「食事の量を減らすこと」も重視します。**食べすぎないことが体を休めることになる**と考えるからです。

ですから、休養のために何か特定の食べ物をすすめるというようなこともしていません。現代社会では食べ物がない栄養不足の害よりも、むしろいつでも豊富な食べ物が手に入るため、「食べすぎ」の害のほうが大きくなっています。

図表3-7は横浜市で、就労者に「健康上の課題は何か」と質問した結果です。

運動不足を課題に感じている人が大勢いるのに対し、栄養に課題を感じている人は少な

図表3－7　健康上の課題は何か

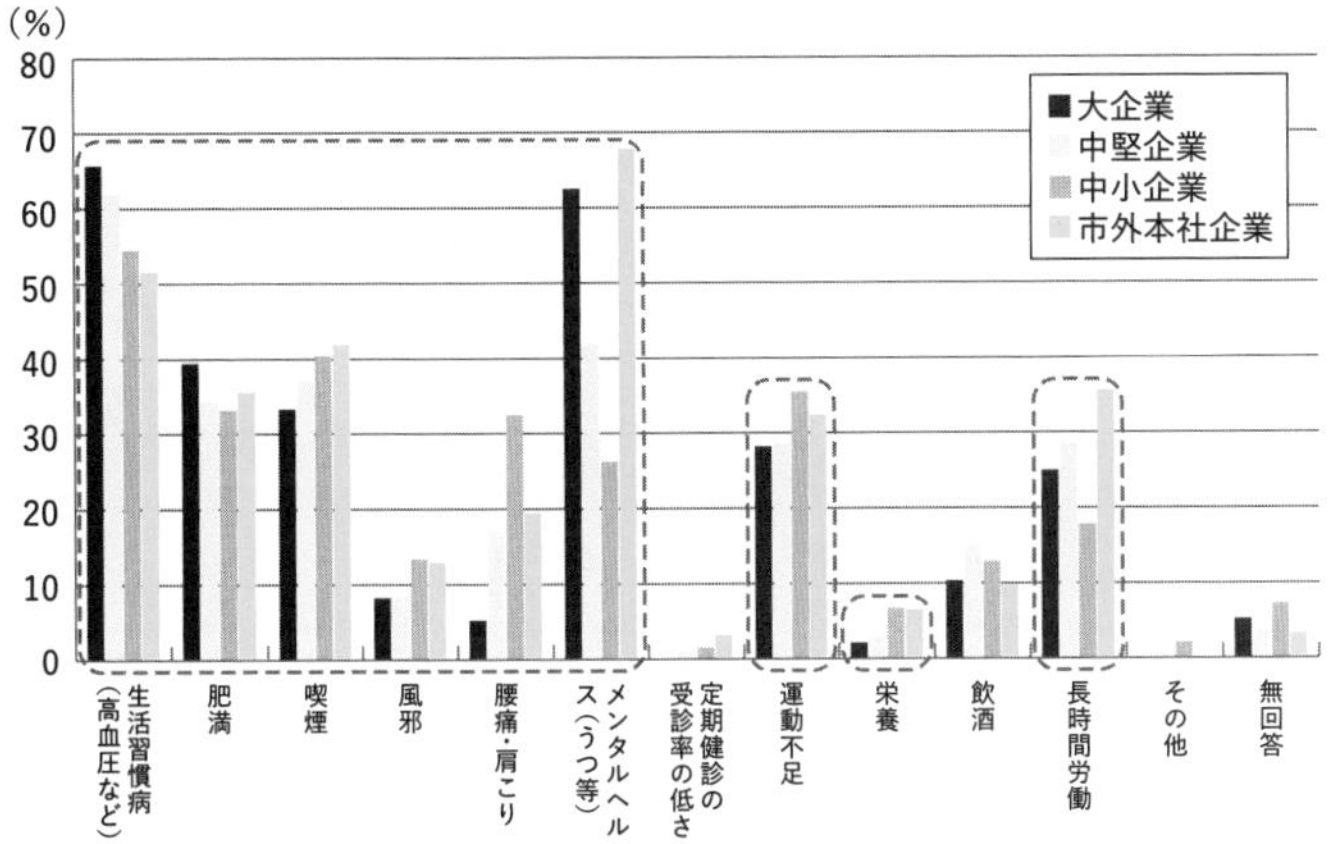

（出所）横浜市経済局「横浜市景況・経営動向調査 第99回（特別調査）」（2016年12月）

いことがわかるでしょうか。栄養は健康の3要素の1つですが、課題だと感じている人がそれほど多くないのは、おそらく一日に必要な消費カロリーは十分とれているという自覚があるのでしょう。

私は「食べない栄養」というものがあると思っています。

たとえば正月三が日はご馳走をたらふく食べるでしょう。しかしその後は七草がゆを食べて胃を休めます。こんなふうに、体の消化器系を休ませたり、老廃物を排出するデトックスに焦点を当てたりするほうが重要です。

無理に食べない、軽い食事で済ませることのほかに、白湯《さゆ》などで体を温めるのもいいですね。

「栄養をとる」という足し算の考え方ではなく、いかに栄養摂取を控える機会をつくるかという引き算の考え方をもってほしいと思います。

ちなみに最近では「時間栄養学」も注目されています。

これは、食事をとる時刻によって、生体時計を調整することができるというものです。これまで主流だった「どんな栄養をとるか」という考え方ではなく、「いつ食べるのか」に着目したアプローチといえます。

82ページで、朝に太陽の光を浴びることによって生体時計が24時間サイクルにリセットされるお話をしましたが、朝食を毎日決まった時間に食べることによって、さらにしっかりとリセットされることがわかってきたのです。

食べ物を口に入れると、自動的に消化器系の活動がスタートします。消化器系が動き出すことによって、生体時計を調整するスイッチが入るしくみです。

逆にいえば、朝食をとる時刻を毎日固定するだけで、自律神経を整えることができるというわけです。

図表3－8　栄養タイプの休養

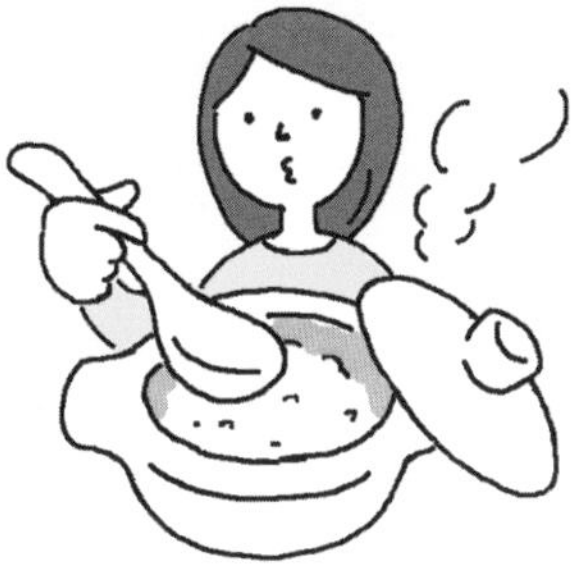

胃腸にやさしい食事をとる

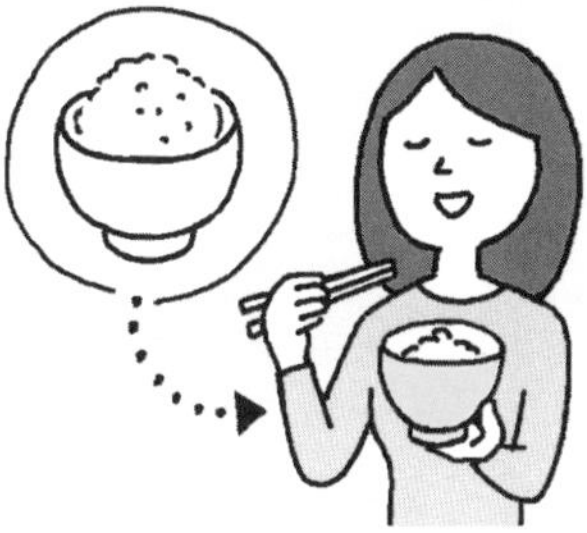

食事量を抑える

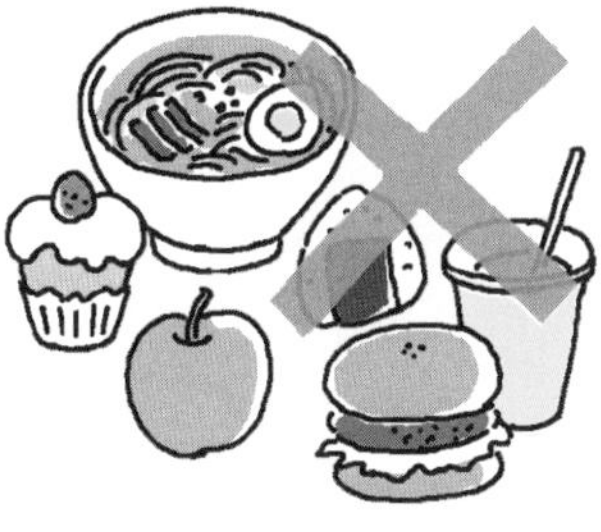

断食、ファスティングをする

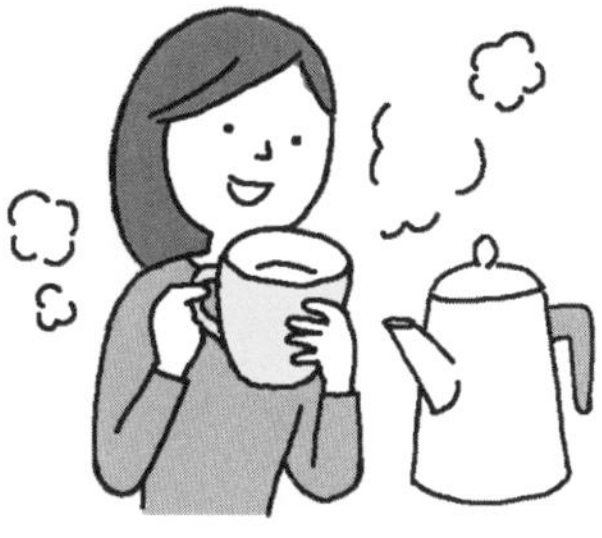

白湯で体を温める

食べる量や回数を抑え、疲れた消化器系を休ませる

「腹八分目」で寿命は本当に延びる

昔から「腹八分目が健康にいい」といわれてきました。

江戸時代の儒学者である貝原益軒の書いた医学書『養生訓』に、こんな一節があります。

「珍美の食に対すとも、八九分にてやむべし。十分に飽き満《みつ》るは後の禍《わざわい》あり。少しの間、欲をこらゆれば後の禍なし」

つまり腹八分目を心がけようということです。

満腹になるまで食べるのではなく、「まだ食べられるけれど、けっこうおなかいっぱいになったから、このへんでやめておこう」というのが腹八分目です。

腹八分目が体にいいという説が科学的に正しいかどうかを、1990年に実験でたしかめた人がいます。私の師匠である東海大学の田爪正氣《たづめせいき》先生が、満腹のマウスと腹八分目のマウスの寿命を比較しました。

田爪先生の実験によると、いつも満腹になるまで食事をしていたマウスが、マウスの平均寿命である約2年生きたのに対し、いつも腹八分目だったマウスは約3年生きました。つまり**寿命が1・5倍になったのです。**

1・5倍というのはかなり大きな差ではないでしょうか。人間の寿命が100歳だとしたら、その1・5倍ですから、150歳まで生きることになるわけです。

このとき田爪先生は、腹八分目のマウスは活動量が多く、満腹のマウスは活動量が減ることも発見しました。人間もお腹がいっぱいになると動きたくなくなります。活動量が減るのはそのせいかもしれません。あるいは腹八分目のときはもっと餌を探そうとして、活動量が多くなるのかもしれません。いずれにせよ、食べる量を減らすことと、適度に運動をすることで寿命が延びるのは間違いないようです。

私たちも活力を得るためには、必要以上に食べないことを心がけることです。それが体に休養をとらせることになります。

スイーツでは疲れはとれない

「腹八分目が健康にいい」とわかっていても、ストレスがかかるとやけ食いをしたり、甘いものを食べたくなったりしませんか？

これは**ストレスを何とか抑えようとする体の防御反応、自己防衛行動です。**

食事をとると、副腎皮質からコルチゾールが分泌されます。74ページで、ストレスがかかると分泌されると紹介したホルモンです。コルチゾールには、すでにお話ししたように抗炎症作用と免疫抑制作用がありますが、そのほかに、血糖値を上げる作用もあります。

まず、食事をとると当然、血糖値が上がります。血糖値が上がるとインシュリンが膵臓から出てきて血糖値を下げようとし、そのあとに血糖値が一気に下がります。今度はこの下がった血糖値を上げないともとの状態に戻りません。このときにコルチゾールが出ます。コルチゾールはストレスに対抗しようと交感神経を上げるので戦闘態勢に入ることができます。ですから、むしゃくしゃすると何か食べたくなったり、甘いお菓子を欲したりするのです。

「疲れているけれど、どうしてもあと一仕事しなければいけない」というようなとき、自分を奮い立たせるために、無意識にやけ食いをしたり甘いものを口にしたりしているのかもしれません。逆にいうと、**副交感神経を高めてリラックスすべきタイミングで食べすぎてしまったり、甘いものを口に入れたりしてしまうと、緊張・興奮状態になり、リラックスどころか逆効果になります。**

家に帰ってきて「ああ疲れた、今日はイヤなことがあったな。忘れるためにスイーツでも食べちゃおう」というのはわかりますが、**かえって興奮して、寝つきが悪くなってしまいます。**よく「甘いものを食べると疲れがとれる」といいますが、正確には、疲れを一時的に覆い隠しているだけです。楽しみとしてケーキやチョコレートなどを食べるのはかまいませんが、お菓子を食べたからといって疲れがとれるわけではありません。

「糖質は脳の餌だから、頭を使うときは甘いものを食べるといい」というのもよく聞く話ですが、食べたものが消化・吸収されるには時間がかかります。テストの直前に甘いものを食べたからといって、脳がよくはたらくとは限りません。

お酒は逆に「疲労のもと」になりかねない

お酒が好きな方は、お酒と疲労回復の関係に興味があるのではないでしょうか。昔から「酒は百薬の長」といわれますし、飲むと血のめぐりもよくなります。

しかし**お酒は精神的なリラックス効果が期待できるものの、肉体的には負担のほうが大きい**ようです。私もお酒が嫌いではないので、非常に残念なのですが……。

なぜお酒は体によくないのでしょうか。

これは、飲酒すると、アルコールを分解するために肝臓が大忙しで働かなければいけないためです。ですから「疲れをとるために」といって飲んでも、さらに疲れてしまうだけです。肝臓がアルコールを分解する過程で、アセトアルデヒドという活性酸素のような毒性物質が出ることによって、肝臓を傷つけるという説もあります。

さらにいうと、アルコールを飲むと寝つきはよくなりますが、夜中に目が覚めやすくなるので、睡眠によるリカバリーが十分にできなくなります。

「お酒を飲むと深く眠れる」という人もいますが、**アルコールを飲んで寝ている状態は、麻酔で気を失った状態と似ています。**

通常の睡眠であれば、ノンレム睡眠のN1→N2→N3というようにステップを踏んで浅い睡眠から深い睡眠へと移行します（第4章で詳しく説明します）。しかしお酒を飲んで寝ると、そのステップが踏めないので、本来寝ている間にしなければいけない回復過程が省略されてしまいます。こうしたことからも、お酒を飲んで寝るのはおすすめできません。

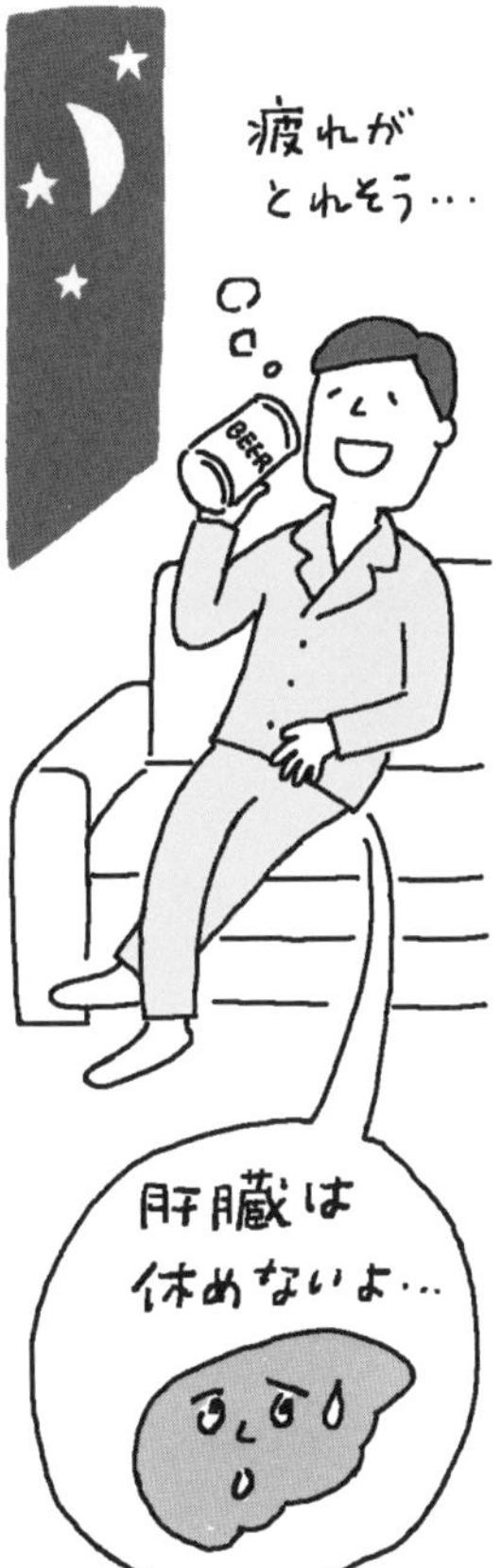

心理的休養その1「親交タイプ」

心理的休養には「親交タイプ」「娯楽タイプ」「造形・想像タイプ」があります。

「親交タイプ」とは読んで字のごとく、人と親しく交わることでストレスを解消し、活力を得る休み方です。友達と楽しく会話をしたり、家族や恋人とハグをしたりスキンシップをしたりすると、疲れが飛んでいくような気がするでしょう。

仮にスキンシップをとれるような相手がいなくても心配はいりません。

ペットと触れ合うのも親交の一種です。高齢者施設の入居者や入院患者と、専門の訓練を受けた犬などの動物が触れ合うことで治療効果をうながすペットセラピー（アニマルセラピー）の効果はよく知られています。私も愛犬「チーズ」を膝に置いて撫でるだけでも、オキシトシンが分泌されてリラックスした気分になるのを実感します。

また、**スキンシップやハグをしなくても、言葉を交わすだけで十分「親交」になります。**

親しい相手でなくても、職場の人と朝のあいさつを交わすとか、近所の人やなじみの店員さんに、「お疲れさま」「最近、調子はどうですか」「元気ですか」といった声掛けをするのも親交の一種です。

最近はリモートワークが増えましたが、職場での雑談や立ち話、喫煙室や給湯室での何気ない会話も親交タイプの休養の一種です。特にこれといって内容のない会話であったとしても、人と話すことでつながりを実感し、気分転換でき、リフレッシュになります。仕事で重圧を感じていれば、それを一瞬でも忘れられる効果は大きいものです。

人づきあいが苦手で、「誰かと一緒に休日を過ごすのはちょっと……」という人や、誰かと一緒にいるほうが疲れる人もいるでしょう。そんな人は**無理に親交をする必要はありません。**人間関係は楽しみももたらしてくれる一方で、うまくいかないときは大きなストレスになります。人づきあいが好きではない自分を責める必要もまったくありません。

ただ、マンションのエレベーターで乗り合わせた人に会釈をするとか、何か困っていそうな人がいたら手をさしのべる程度のことは、たまにはしてみてもいいのではないでしょうか。人とコミュニケーションをすること自体が、自分の感情をポジティブにすることは覚えておいてほしいと思います。

図表3－9　親交タイプの休養

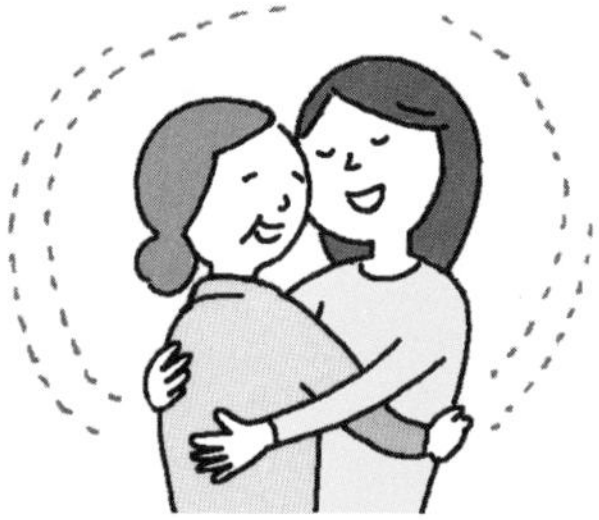

家族や親しい人とハグをする

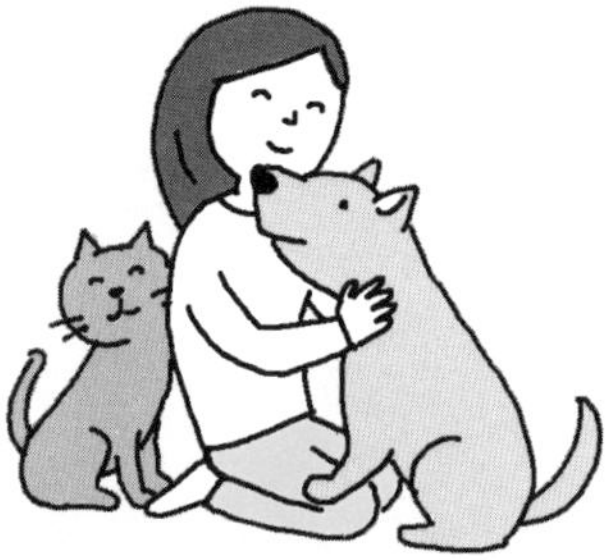

ペットと触れ合う

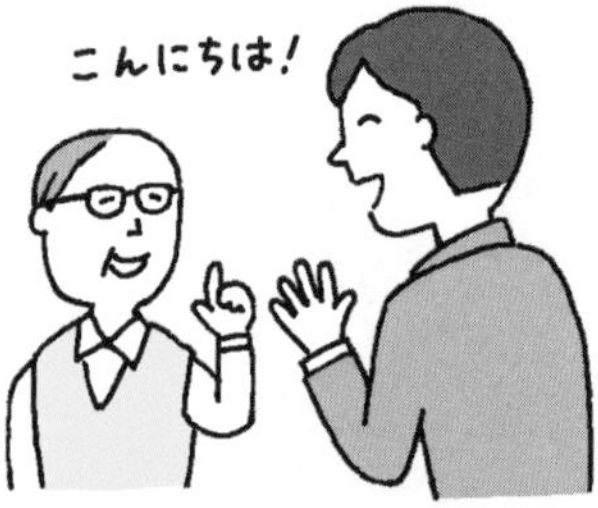

あいさつを交わす、雑談をする

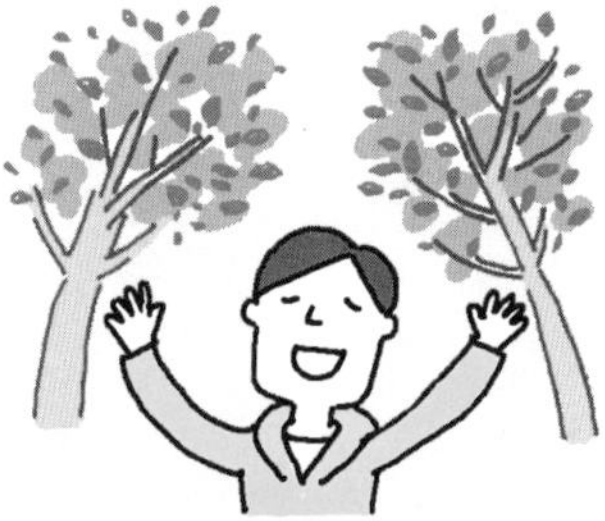

自然に触れる、森林浴

社会や人と交流したり、自然や動物と触れ合ったりする

自然に触れると疲れがとれる

広い公園や野山など樹木がたくさんあるところに行くと、なぜかさわやかな気分になり、リフレッシュした経験はないでしょうか。森林浴など自然とのふれあいも、親交タイプの休養に分類されます。

実はいま「森林医学」という分野で、森林浴の効果を医学的に証明しようという研究が進んでいます。以前は「なんとなく森林に行くと気持ちがさっぱりするな」という程度でしたが、研究が進むにつれて、その理由を科学的に解明できるようになってきました。

研究によれば、樹木はフィトンチッドという揮発性の物質を放出していて、それに含まれる**テルペン類という化学物質を私たちが鼻から吸いこむことによって体によい影響を与える**のだそうです。

森林に行くことによって、リラックスの物質であるセロトニンという安定のホルモンが分泌されるともいわれています。

山だけでなく、海辺に行くと心が解放されたように感じる人もいます。波の音を聞いたり、波が岸辺に打ち寄せるのを眺めたりするのは、なんとも心地いいからでしょう。1分間におこなわれる人間の呼吸の数と、波が打ち寄せる平均的な回数は同じなので、ゆったりと一定の間隔で打ち寄せる波のリズムが、人を落ち着かせるのかもしれません。ちなみに人間が心地よいと思うリズムは心拍と同じぐらいの、1分間に平均60回ぐらいだといわれています。心臓が1分間に送り出す血液の量は約5ℓ。1回の拍動で約80ccを排出するので、60回くらいという計算になります。

リズムといえば、赤ちゃんやペットを撫でるとき、最適なリズムがあることをご存じでしょうか。実は、**1秒間に5〜10㎝くらいの割合で手を動かすとオキシトシンが分泌されやすくなります。**

オキシトシンは別名「愛情ホルモン」とか「幸せホルモン」といわれていて、副交感神経を整える効果があることが知られています。

私たちは親しい人とハグをしたり、かわいがっているペットを撫でたりすると、なんともいえず安らかで落ち着いた気持ちになります。それは**脳からオキシトシンというホルモ**

ンが出るからです。

このオキシトシンがすばらしいのは、撫でてもらうほうだけでなく、撫でるほうにもオキシトシンが出るところです。お母さんが子どもを撫でるとき、子どももオキシトシンが出るけれど、お母さんも出ているのです。

ただし、1秒間に5～10㎝くらい手を移動させるくらいの速さがよいのであって、それ以上速くても遅くてもダメです。あまり速すぎてもセカセカした感じですし、遅いと手が止まっているようで、撫でられている感じがしないからかもしれません。

最近ではＡＩ（人工知能）を内蔵したぬいぐるみやロボットが市販されていて、話しかけると簡単な会話に答えてくれたり、目の表情が変わったりする機能もあるようです。そういったものでも、自分がリラックス効果を感じられるのであれば、どんどん利用してみる価値があると思います。

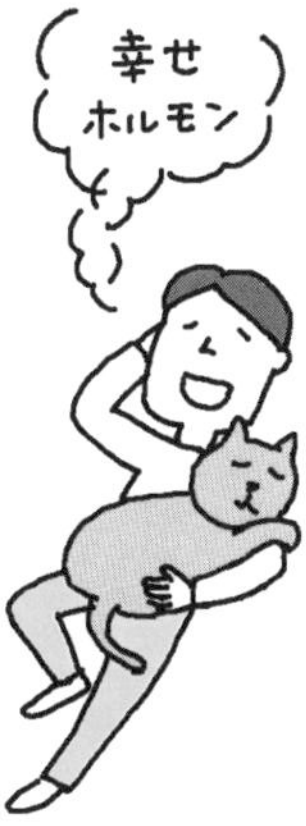

心理的休養その2「娯楽タイプ」

次に、心理的休養の2番目である娯楽タイプについてお話ししましょう。

娯楽タイプは、趣味嗜好《しこう》を追求する休み方です。

クラシック音楽が好きならクラシック音楽を聞く。映画が好きなら映画を見る。いつも休みの日にしていること、自分のやりたいことはすぐに思い浮かぶでしょう。それを主体的におこなうのが娯楽タイプの休養です。

音楽にはストレスを緩和する効果があると期待されています。たとえばモーツァルトの曲を乳牛に聞かせると乳の出がよくなると昔からいわれていますが、音楽は人によって嗜好に違いがあります。**自分が心地よいと思うリズムやスピードを覚えておいて、それを休養のときに利用するとよいでしょう。**

疲れをとるにはゆっくりしたテンポのおだやかな曲のほうがいい気がしますが、あまりにもおだやかな曲はかえってイライラするという人もいます。音楽は好みがあるので、テンポの速い音楽や、うるさいといわれるような音楽でも、そのほうが聴いていて楽しいならそれで問題ありません。

ただし自律神経に音楽が与える影響を調べた論文によれば、ゆっくりした音楽のほうが、副交感神経が優位になることが明らかになっています。

ゲームの好きな人であれば、ゲームをするのでもいいと思います。ただし依存して止まらなくなってしまうのはよくありません。惰性でやり過ぎないように、一定時間以内であればいいでしょう。

将棋や囲碁、俳句など習いごとをするのもいいと思います。山登りなど、ややハードな運動も自分にとって楽しみになるのであれば娯楽タイプにも分類されます。娯楽タイプと運動タイプを同時にできる一石二鳥の休み方です。

娯楽とまではいえなくても、「こういうことをするとなんとなく気分がよくなる」という趣味嗜好は皆さんそれぞれお持ちだと思います。

たとえば**「鼻歌をうたう」「爪を切る」「炭酸飲料を飲む」「窓を開けて空気を入れかえる」「歯磨きをする」といったことです。どれも何気ないことですが、十分に気分を変え**

てくれます。こうした自分なりの気分転換法は、ぜひ書き留めておいてほしいと思います。

ストレスがたまったときに備えて、気分を切り替えられることのリストをつくっておく「ストレスコーピング」という方法をご存じでしょうか。

コーピングはcope（対処する）という言葉から来ています。

ストレスのさなかはそれで頭がいっぱいになってしまいますが、**あらかじめやることをリストアップしておけば、すぐ気分転換ができます。**

「この曲を聴くと自分はストレスが減少した気がするなあ」

というものがあれば、忘れないうちにリストに加えておきます。

こうしておけば、

「ああ、いまストレスを感じたな。好きな曲を聴いてちょっとリラックスしよう」

「気持ちが焦っていたけれど、自分の好きないつものリズムでちょっと落ち着こう」

というように、適切な行動がすぐとれるようになります。

時間のあるときに、皆さんなりのコーピングリストを、手帳や、スマホのメモアプリなどに控えておくことをおすすめします。

図表3－10　娯楽タイプの休養

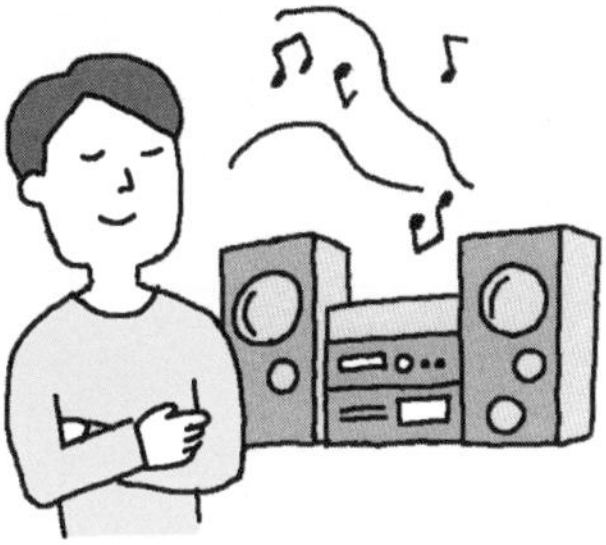

音楽鑑賞や映画鑑賞

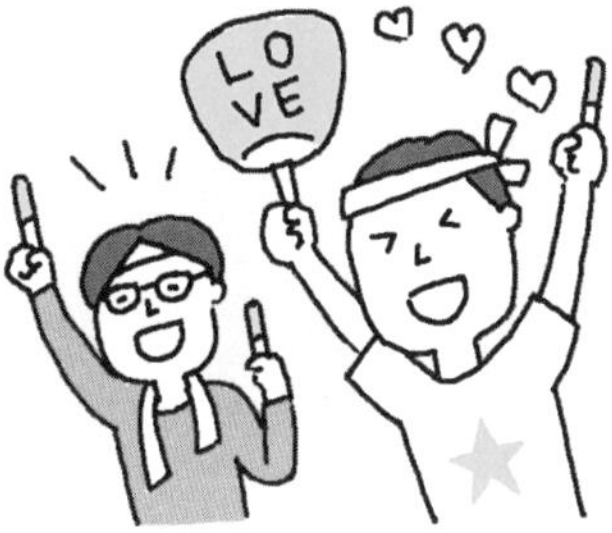

推し活

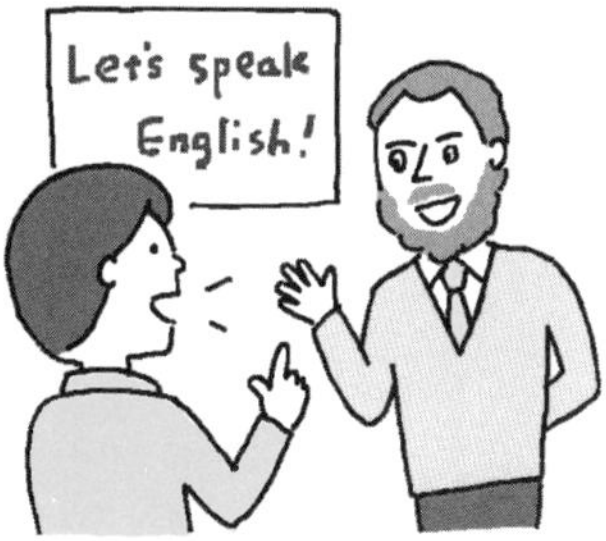

習いごとに打ち込む

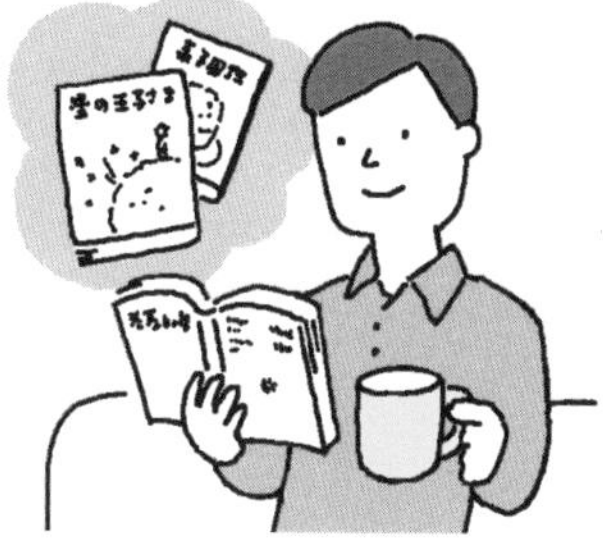

本を読む

自分の趣味や嗜好を追求する。ちょっとした気分転換でもかまわない

心理的休養その3「造形・想像タイプ」

これは、絵を描くとか詩を書くとか、作曲とか、ハンドメイドや日曜大工で何かをつくるといった創作活動全般です。1つのことに集中すると、疲労を忘れることができます。**かたちのある、目に見えるものを残さなくてもかまいません。**地図や時刻表を眺めて旅行している気分になったり、美術館で絵を見ながら「この画家はどういう気持ちでこの絵を描いたんだろう」と想像したりしてみるのもこのタイプに含まれます。

瞑想《めいそう》や空想も造形・想像タイプの休養です。禅から派生した「マインドフルネス」が流行していますが、これは心をからっぽにすることをすすめています。

何も考えないでいるのは、慣れないうちはハードルが高いかもしれません。そんなときは「鳥など、空を飛んでいるものを思い描く」「大好きなアイドルのことを考える」など、**好きなことについて空想するだけで十分です。**

図表3－11　造形・想像タイプの休養

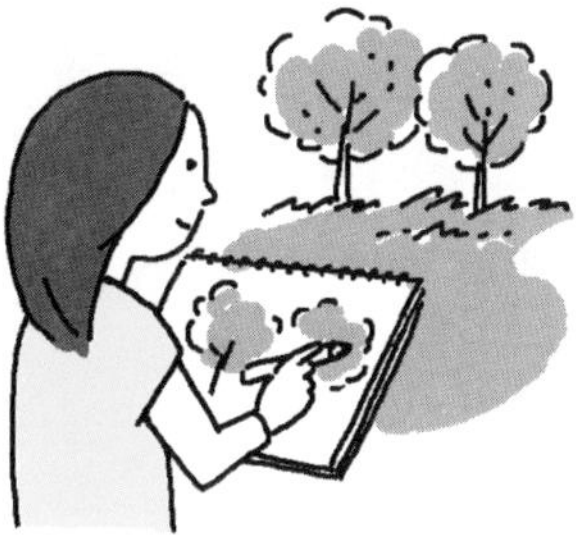

絵を描いたり詩をつくったりする

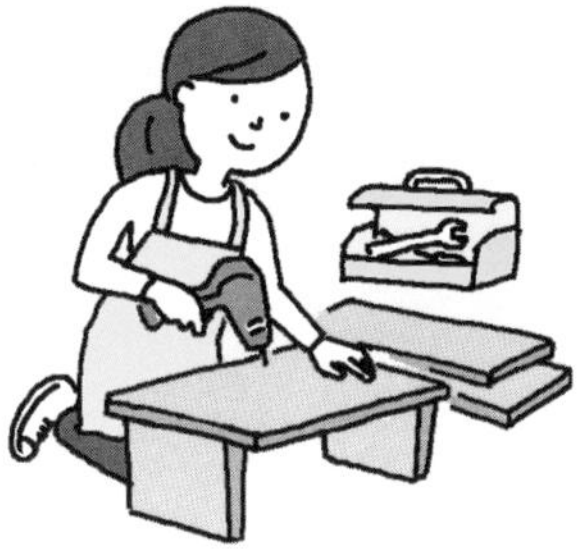

日曜大工やDIYをする

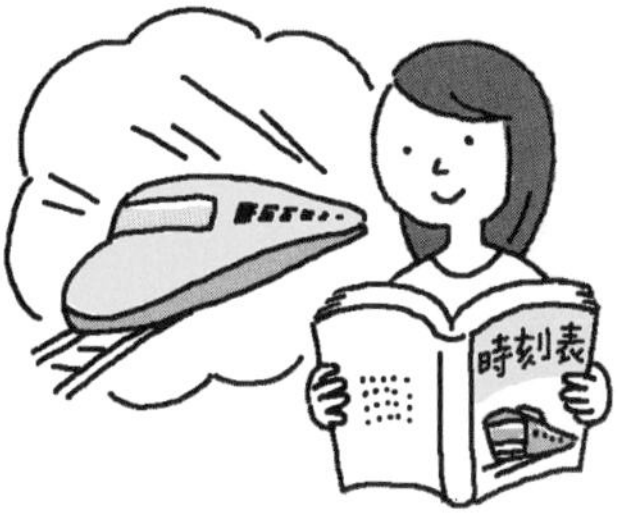

時刻表や地図を見て空想する

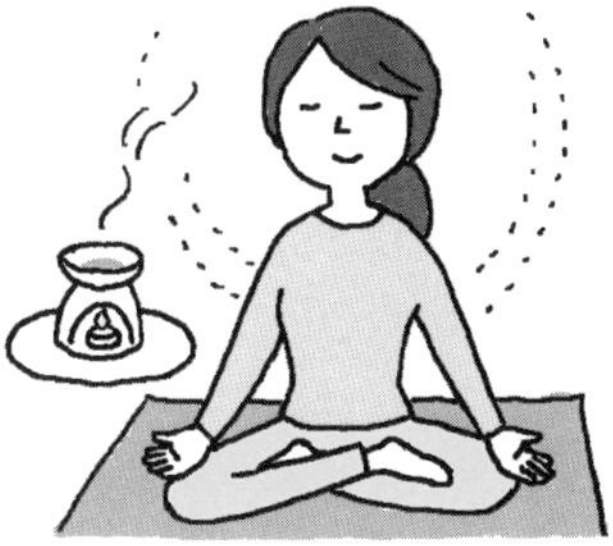

瞑想する

何かに集中したり、好きなことに思いをめぐらせたりすることで疲労感が軽減する

社会的休養「転換タイプ」

社会的休養は「転換タイプ」の1つだけです。

転換とは**まわりの環境を変えること**です。こういうと引っ越しや転職を連想するかもしれませんが、そんな大がかりなものでなくてもかまいません。

私たち人間は皮膚1枚で外部環境と隔てられています。したがって、自分の家にいても皮膚の外側はすべて外部環境です。ですから、洋服を着替えるのも外部環境を変えることになります。自分が今いる部屋も外部環境ですから、家具の配置を変える、カーテンを替える、庭の手入れをして花を植える、机をきれいに整理整頓するのもよいでしょう。

転換タイプの最たるものが旅行です。普段とまったく違う環境に身を置くわけですから、とてもいい休養になります。休みというと旅行に出かける人が多いのは、転換の効果が大きいのを経験的に知っているからでしょう。買い物や外食でもかまいません。

図表3－12　転換タイプの休養

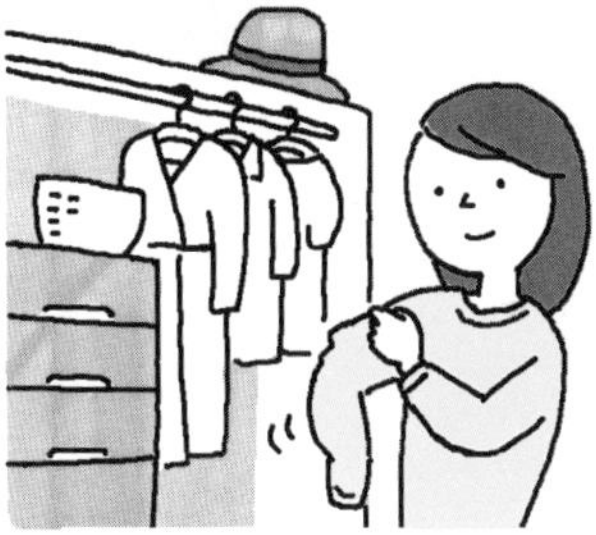

洋服を着替える

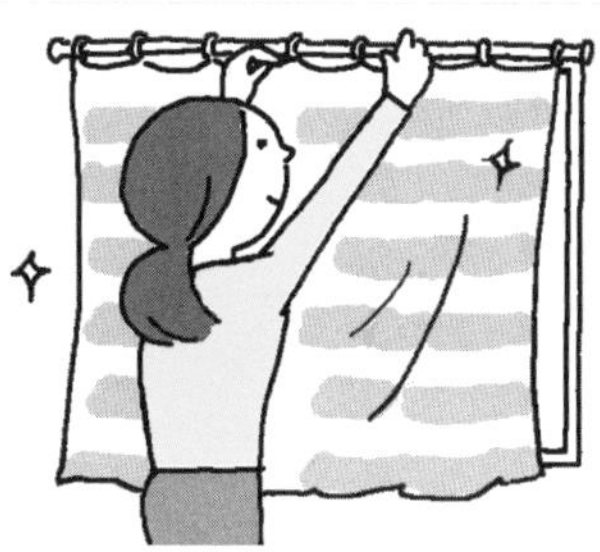

部屋の模様替えをする

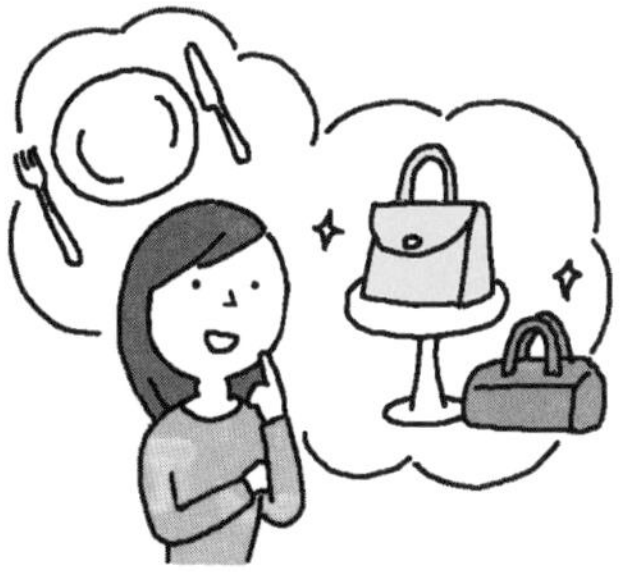

買い物や外食をする

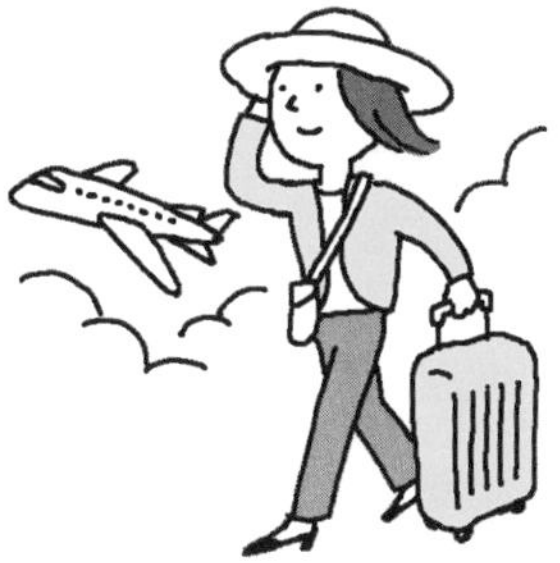

旅行に行く

外部環境を変化させることで、気分をリセットする。掃除でもよい

大事なのは7タイプを組み合わせること

ここまで生理的休養、心理的休養、社会的休養という3つの中の、7タイプの休み方を紹介してきました。しかし大事なのはここからです。

実は**それぞれの休養タイプを複合的におこなうことで、疲労回復効果が2倍にも3倍にもなる**のです。要するに、複数のタイプを自由に組み合わせていくということです。

7タイプをそれぞれ単体で実行するのも、もちろん疲労回復効果が期待できます。でも同時に複数の休養をとってみることで、より効果が高まるはずです。皆さんはすでにそれを普段の生活の中でも実行しているのではないでしょうか。

たとえば、ちょっとほっと一息ついてリラックスしようと、スープをつくって飲んでみます。これも休養の1つですが、冷蔵庫から具材を出してスープをつくるということは、造形・想像タイプの過ごし方になります。しかも体の中を温める食物をとるという意味では、消化器をやさしく癒す栄養タイプの活動でもあります。さらに家族やお子さんと一緒にスープをつくれば会話も生まれるでしょうから、親交タイプにもなります。

完成したスープを保温ジャーに入れて公園まで出かけ、そこで飲むことにしたらどうでしょうか。公園まで歩くことで運動タイプの要素も加わります。なおかつ、家から公園へと場所も変わるわけですから、転換タイプにもなり、さらに自然との親交も実現できます。

あるいはスポーツクラブで運動をするのは、いうまでもなく運動タイプですね。運動すると血液の循環がよくなり代謝が上がって体の中の老廃物が除去され、適度に疲れてよい睡眠をとれるようになります。しかもジムで友達ができれば親交タイプの休養にもなります。私の義理の父は、フィットネスジムで知り合った人たちと仲良くなって一緒に旅行に行ったりしています。こうなると転換タイプも加わります。

こんなふうに**たくさんのタイプを組み合わせて、いろいろなタイプの休養の「いいとこどり」をどんどんしてみてください。**大事なのは自分から主体的におこなうことです。休み方を学んで、それをマスターし、自分自身の個別の休養の方法を見つけてみましょう。

それが本当に積極的な「攻めの休養」です。

組み合わせはアイデアしだい

7つのタイプの休み方を知っていると、普段やっていることでも、**「じゃあ、同時にこんなこともできないかな」と考えていろいろな方向へ展開していけるはずです。**

たとえば子どもの学校や職場、町内などで開かれる運動会を例にとってみましょう。

「参加するだけで疲れる」「せっかくの休日がつぶれてしまう迷惑な行事だ」と思っている方もいるかもしれません。しかし攻めの休養という観点で見てみると、運動会はさまざまなタイプの休養を1日でとれるまたとないチャンスです。

運動会はもちろん運動タイプの休養です。さらに、みんなで子どもたちに「がんばれ」と声援を送ったり、借り物競走で笑いが起こったりと、娯楽タイプも入っています。いつもの校庭やグラウンドがお祭りのような雰囲気に変わるわけですから、転換タイプの要素も入っていますね。おいしいお弁当を広げれば栄養タイプですし、ほかの家族と一緒に食べれば親交タイプの要素が加わるでしょう。しぶしぶ参加するか、休養として生かすかは、**自分自身の発想の転換1つにかかっている**といえそうです。

もう1つ2つ例を挙げましょう。絵を描くのは造形・想像タイプですが、海や山に行ってスケッチすれば転換タイプが、長い距離を歩けば運動タイプの要素が加わります。絵を描く皆さんのお仲間に加われば親交タイプも同時にできるわけです。

旅行はどうでしょうか。単に観光スポットを回るのではなく、地元の人と触れ合えば親交タイプの休養にもなりますし、陶芸体験でお皿をつくれば造形・想像タイプの要素がプラスされます。

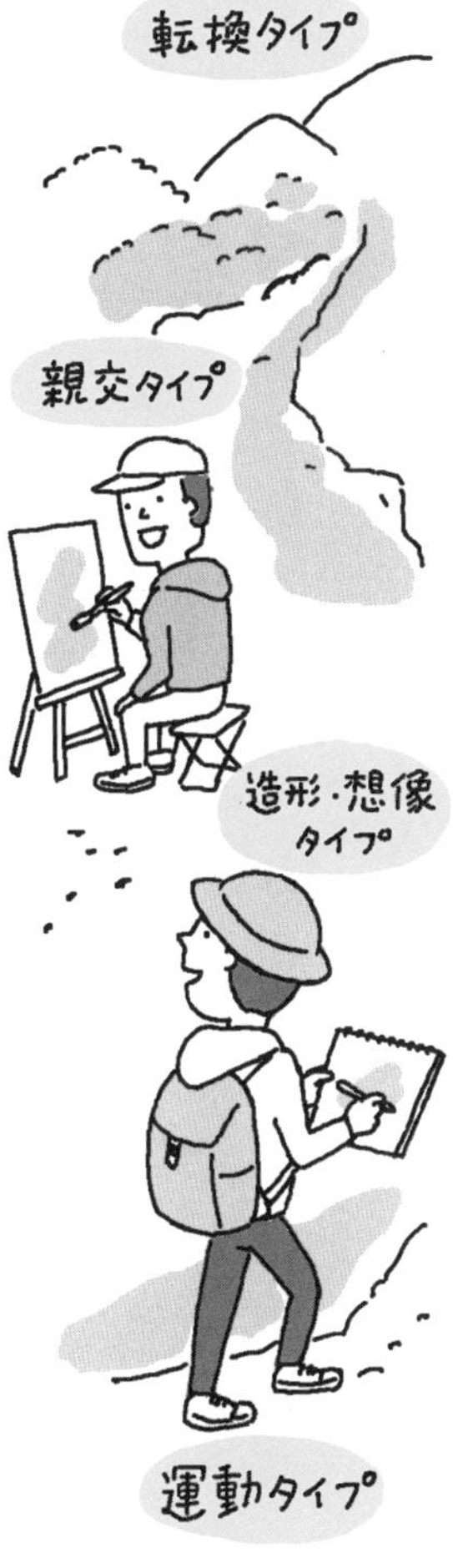

眠る場所を変えてみるだけでもいい

「睡眠はさすがに、別の行動と組み合わせるのは難しいのではないか」と思うかもしれません。なにしろ眠っているあいだは何もできませんからね。それでも、睡眠をとる場所を変えることで、転換タイプと組み合わせることは可能です。

睡眠環境にこだわったホテルでは「熟睡プラン」があるようですし、「温泉に行くとよく眠れる」という人もいます。キャンプに行って森の中で休んでみるのも気持ちがよさそうです。気の合う仲間と出かければ親交タイプの休み方も同時にできます。

入浴もただじっとしているように見えますが、体を温めることで血液を循環させているわけなので、同時に運動をしているともいえます。

このように考えていくと、休養とは家で寝ること、ゴロゴロすること、じっとしていることだと思っていた人でも、休養の効果をさらに高めることができそうではないでしょうか。**休み方の組み合わせはほぼ無限大**なのです。

いったんよい休み方が見つかってもそれで完成ではありません。転職や異動、家族の都合などで生活パターンが変わることもありますし、自分の体調も変わります。そのときどきで主体的に休み方をバージョンアップしたり、調整を加えたりしてください。

ちなみに、せっかく7タイプあるのだからと、わざわざ苦手な休み方を無理にする必要はありません。人は誰しも得意、不得意なことがあります。

造形・想像タイプの活動が苦手な人が、無理をして絵を描いたり俳句をつくったりしなくてもいいのです。私などは絵がものすごく苦手なので、「絵を描いてください」といわれたら困ってしまいます。せっかくの休養なのですから、ストレスにならない、自分にあった活動をチョイスしてください。

ときどき、**家族やパートナーと、とりたい休養タイプが違う場合はどうしたらいいですか**という相談を受けることがあります。夫は屋外でテニスをしたいのに、妻は家の中で手芸をしたい……。この場合、私は無理に合わせないほうがいいとお話ししています。相手につきあうことがストレスになるなら無理に合わせないほうがいいでしょう。あるいは一緒に楽しめるものを見つけ出すのも手ではないでしょうか。

くれぐれも よくばりすぎない

ここまでお話ししてきて、皆さんも、

「どんな休み方をすれば自分は活力がわくだろうか」

「どうすれば自分の活動能力をより増進できるだろうか」

と、ご自分なりの休養の組み合わせがどんどん思い浮かんでいることと思います。

ですが、

「今度の休みはあれをしてこれをして、そうだ、あれもしなければ……」

と、義務のようにいろいろなことを詰め込みすぎるのはよくありません。

まずは組み合わせるのではなく、1つずつ、できそうなことから始めてみてください。

「これをやってみたらすごくよかった」というものがあったら忘れないようにぜひ記録しておいてください。

次に、それを組み合わせたプランを次回の休みに実践してみてください。1つよりも2つ、2つよりも3つを組み合わせたら、もっとよかったと発見されると思いますので、それも記録し、次は別の組み合わせにもチャレンジしてみてください。

そうしていくうちに、休養の経験が積みあがっていきます。それによって**休養のリテラシーが得られ、ゆくゆくは休養の達人になるはずです。**

私たちは今までほとんど休養について学ぶことなく生きてきましたが、うまく休むのも一種の技術です。

ただ時間がたつのを待つうちに疲れがとれるだろうという考え方では、「休養の腕」が上がりません。もっと快適な生活を送るためには、休養の経験を積んでリテラシーを上げなければいけないと私は考えています。

休養も技術である以上、最初のうちはうまくいかなくても当たり前です。試行錯誤を重ねて上手になっていくものです。

いろいろ試す中で、自分に合わない休み方もたくさん出てくると思います。でもそのうち必ず、自分に合うものが見つかるはずです。

私の攻めの休養の記録

●休みの日にどんなことをしたか、次の休みはどんなことをしたいかをメモしておきましょう。

【例】

・東京国立近代美術館に「ガウディとサグラダ・ファミリア展」を見に行った（造形・想像タイプ＆娯楽タイプ）
・友達を誘って、大きな公園のドッグランに犬を連れて行く。ついでにジョギングをする（親交タイプ＆運動タイプ）
・料理番組で見たスープを家族とつくってみる。保温ジャーに入れて公園まで出かけてベンチで一緒に飲む（造形・想像タイプ＆親交タイプ＆運動タイプ＆転換タイプ＆栄養タイプ）
・少し遠出して風景をスケッチする（転換タイプ＆造形・想像タイプまたは運動タイプ）

私のコーピングリスト

●ストレスを感じたときにするとよいことを、できるだけたくさんリストアップしておきます。1つひとつは些細なことでOKです。リストアップしたら手帳やスマホのメモに書き込むか、目につくところに貼っておきましょう。

【例】

・鼻歌をうたう
・爪を切る
・炭酸飲料を飲む
・窓を開けて空気を入れかえる
・歯磨き、うがいをする
・散歩に出かける
・いらない紙にグチを書きなぐったあと破いて捨てる
……

column

着るだけで疲労回復「リカバリーウェア」

皮膚を一枚隔てた外は「外部刺激」だらけ

「着るだけで疲れがとれる服がある」

そう聞くと、本当だろうかと思うかもしれません。

実は私は「**独自のテクノロジーで血流量を増加し、着るだけで疲労回復するウェア**」を開発・販売しています。

「VENEX リカバリーウェア」という名前で、一般医療機器として売られています。とても身近な衣服で疲労回復する製品を、世界で初めて開発したのですが、なぜ「着るもの」で疲労回復をはかろうと考えたか、ちょっとお話ししたいと思います。

皮膚は体の内部と外部を隔てるボーダーラインです。皮膚を一枚隔てた外は、人間にとって外部環境だといえます。

私たちは寒ければ暖房をつけるし、暑ければ冷房を入れたり窓を開けたりして、環境を整備するでしょう。でも冷暖房や窓の開け閉めでコントロールしているのは室温です。本当は室温よりも衣服のほうが皮膚に近いのです。

暑がりな人と寒がりな人が同じ部屋にいると、それぞれの快適な温度が違うため、どちらかががまんを強いられることがあります。

皮膚と衣服のすきまにはわずかな空気の層があります。これを「衣服内気候」といいます。この**衣服内気候をコントロールすることで、同じ室内にいても、その人だけの個別の環境をコントロールできる**のです。

吸湿発熱型ウェアとは異なる

こういうと、大手アパレルなどが販売して人気の「吸湿発熱型ウェア」を思い出す方も多いでしょう。あまり意識しないかもしれませんが、人間は冬でも汗をかいています。吸湿発熱型ウェアは、肌が放出する汗を吸収することによって発熱するしくみです。ちなみにメリノウールなど天然の羊毛も同じ性質をもっています。

とてもよい商品ではありますが、冬場は空気が乾燥しますので、吸湿発熱型ウェアが汗を吸うと、肌の表面の水分を奪われて乾燥がひどくなることもあります。

また、温かさは汗の量に左右されますので、汗をあまりかかない人は、「あまり温まらないな」と思うことがあるかもしれません。

私たちの製品が吸湿発熱型ウェアと違うのは、**遠赤外線で自分の体の熱を利用する点にあります。そのため、体温が上がりすぎません。もちろん、十分温かいです。**

温かいと血行促進になります。だから疲労回復になるというしくみです。

私たちがこのウェアを発売したばかりのときは、このウェアを必要とするのは体力を使う介護系の仕事に従事する人たちではないかと考え、そういった方々におすすめしていました。3人で立ち上げた小さな会社ですから、営業力も経験もなく、売れ行きはあまり芳しくなかったというのが正直なところです。

「運動中に『着てはいけない』スポーツウェア」

しだいにスポーツ関係の方が一人二人と、実際に着用し始めてくれて、「このウェアは、むしろ運動選手のためのウェアとして売り出したほうがいいのでは?」という意見をいただくようになりました。

スポーツで結果を残さなければいけない彼らは、一般の方よりも休養に対して真摯に取り組んでいて、最先端のものを積極的に取り入れています。リカバリーウェアとトレーニングウェアは、オンとオフ、裏と表のような関係なので、両方がスポーツウェアとして販売されるべきだというのです。

そこで、「運動中に『着てはいけない』スポーツウェア」という新しいキャッチフレーズを引っさげて、スポーツ関連のチャネルでも販売することになりました。

ところが「これは休養時のウェアです」「疲労しているときはアクティブレストといって、血流量の変化が必要ですよ」「これを着ると疲労回復が促進されますよ」と説明しても、理解してもらうのに当初、とても時間がかかりました。アスリートの皆さんは休養が大切だということ自体は理解していても、そのしくみまでは意外に勉強されていない人も当時は多かったのです。

これは、個別に理解してもらうには限界があるな、と感じました。そのあたりから「**日本人の休養についてのリテラシーを上げなければいけない**」という思いがふつふつとわいてきました。思えばこれが、休養学誕生のきっかけの1つだったのだと思います。

第4章

眠るだけでは休養にならない

睡眠は活力のカギを握る

ここまでで皆さんは、もう「睡眠さえとっていれば、休んだことになる」とは考えなくなってくださっているはずです。

ただ一方で、生理的休養としての睡眠は大切です。「活力」のカギを握る1つが睡眠だともいえます。こういうと、「寝ればいいのか？　寝ないほうがいいのか？」と混乱される方もいるかもしれませんので、ここからは睡眠についてもう少し突っ込んでお話ししていきたいと思います。

いうまでもありませんが、睡眠は疲れをとるために必要不可欠なものです。睡眠をとらないと最終的に人間の体は壊れてしまいます。おそらくほとんどの人が徹夜をするのはつらいと思います。ましてそれが2晩におよぶと、頭を使う仕事や複雑な作業ができなくなってきます。さらに3日ぐらい寝ずにいると、幻覚を見始めたり、まともな会話ができなくなったりといった症状があらわれます。脳が完全に疲労状態になり、意思決定能力や判断能力が極端に低下してしまいます。「不眠死」などという言葉もあるようです。

睡眠の大事な役割の1つは、なんといっても細胞の修復です。昼間の活動で傷ついた細胞の修復が、主に睡眠中におこなわれます。厳密にいえば昼間でも細胞の修復はされています。しかし昼間は体を動かすほうに酸素が優先的に使われるので、あまり細胞の修復には手がまわりません。その点、睡眠中は消費する酸素が少なくて済むので、細胞の修復に酸素を使うことができます。細胞の修復を助ける成長ホルモンも夜、寝ているときに分泌されるので、眠ると疲れがとれるのです。

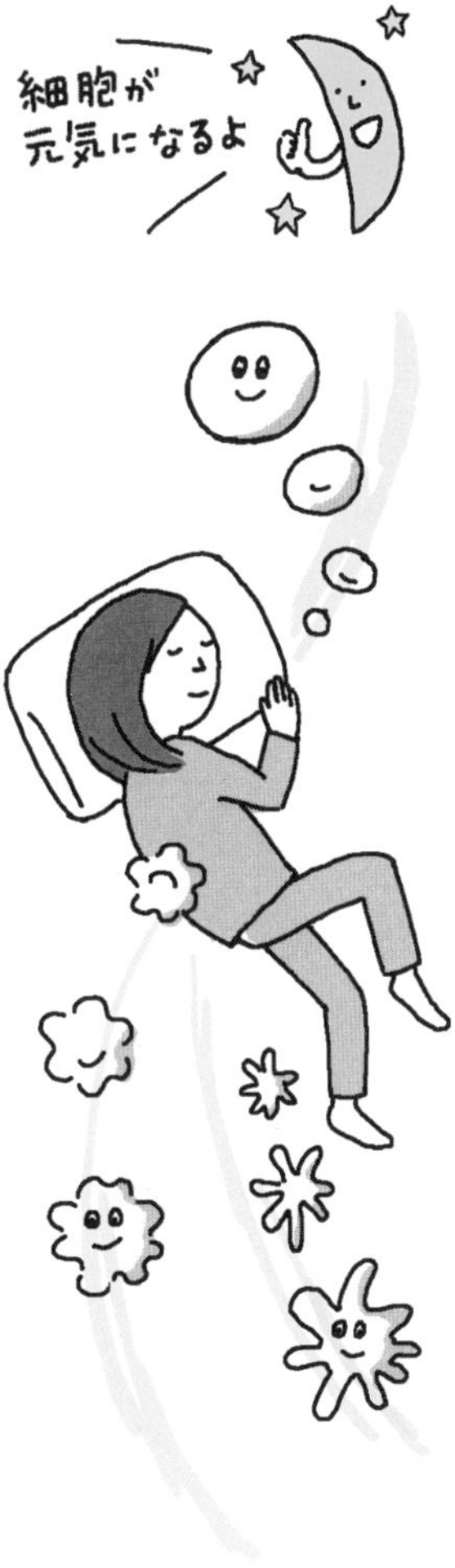

睡眠はマルチな力をもっている

睡眠にはほかにも肥満の予防、生活習慣病の予防、感染の予防という役割があります。とてもマルチな力をもっているのです。

まず、肥満と生活習慣病の予防から説明しましょう。

睡眠が短いと、食欲を増進するグレリンというホルモンが活発に出る一方で、食欲を抑制するホルモンであるレプチンが低下するため、肥満につながります（図表4－1）。すると、次のように連鎖が起きていきます。

・睡眠不足だと、グレリンが出てレプチンが減るので食欲旺盛になる
・食事を食べすぎると血糖値が上がる
・血糖値が上がると肥満気味になり、体を動かすのがおっくうになる

図表4－1　睡眠時間と食欲抑制の関係

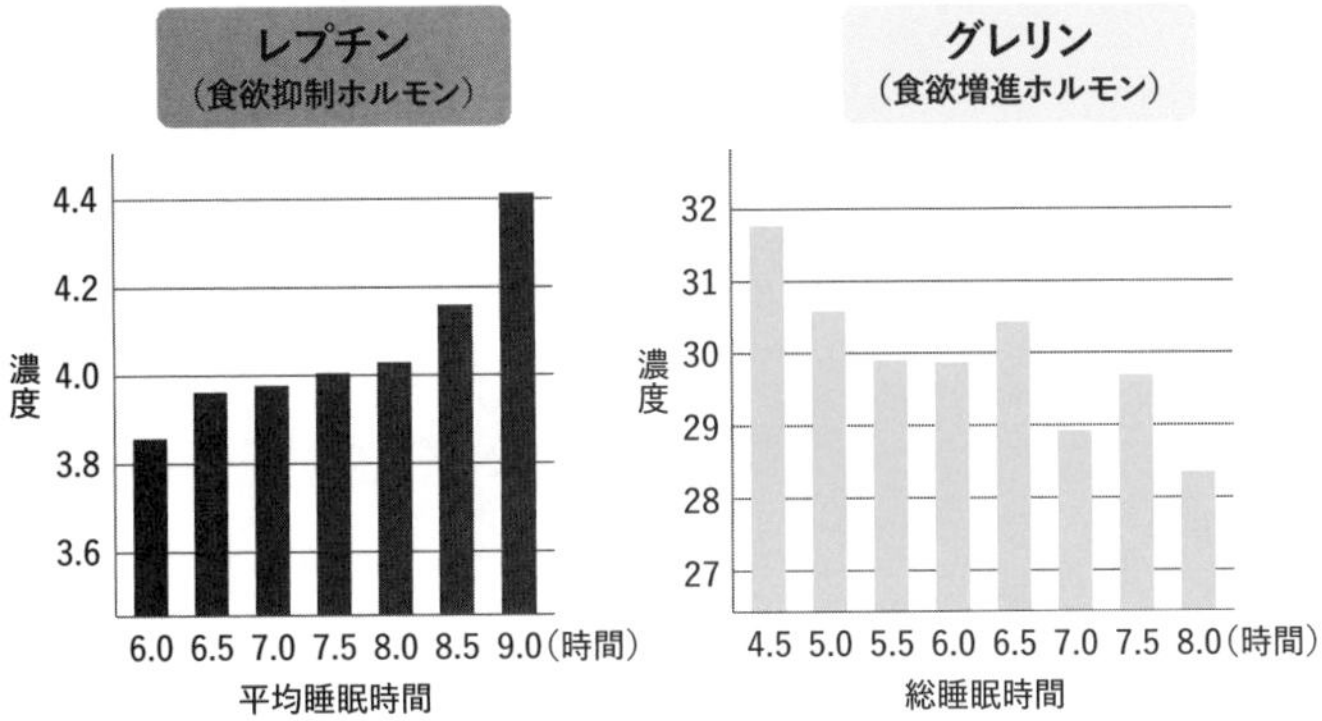

（出所）Shahrad Taheri, et al. "Short Sleep Duration Is Associated with Reduced Leptin, Elevated Ghrelin, and Increased Body Mass Index." *PloS Med*, 1(3), 2004をもとに作成

人にもよりますが、こうした状態でストレスがかかると、喫煙や飲酒に逃げてしまったりすることもあるでしょう。するとコレステロールが増え、血糖値が上がって脂質異常症になります。もちろん、タバコは高血圧のもとですし、肥満自体も高血圧の原因です。つまり、睡眠不足をきっかけに肥満、ひいては生活習慣病を引き起こす悪いループに入ってしまうおそれがあるのです。一度ループにはまると、抜け出すのは大変です。

逆に考えれば、**生活のリズムを整えること自体が病気の予防になる**といえます。このことは知っておいてほしいと思います。

睡眠についてはまだ謎が多い

寝ているときは免疫に大事な役目を果たす白血球の中のリンパ球の活動が活発化されるので、睡眠が十分に足りていると感染症になりにくくなります。逆にいうと睡眠不足だとリンパ球の活動が低下するので、免疫力が落ちて、風邪などの感染症にかかりやすくなります。

さらに**記憶の定着や整理も睡眠中におこなわれます。**睡眠不足が続くと頭がボーっとするのはそのせいかもしれません。

実は睡眠に関することは、まだまだ解明されていません。専門の先生方に聞いても明確な回答が得られないことが多々あります。

「睡眠が深ければ短時間睡眠でも疲れはとれる」とか、あるいは逆に「眠りが浅いと長時間寝ても疲労は回復しない」というような説を聞いたことはないでしょうか。このような説についても、実は科学的な証明はされていないのです。深く眠ることによって体力が回復するのは間違いないけれども、**どのくらい深い睡眠を、どのくらいの時間とればいいかはまだ判明していません。**

現時点で明らかにわかっているのは、睡眠にはレム睡眠とノンレム睡眠の2種類があること。そしてレム睡眠の間は首から下の体が動かない状態になっていて、脳は夢を見ていること。ノンレム睡眠には浅睡眠から深睡眠へと、眠りのステージが3段階あることなどです。これらは脳波で観測できるので、間違いない事実です。今後研究が進んだとしても、おそらく覆されることはないでしょう。

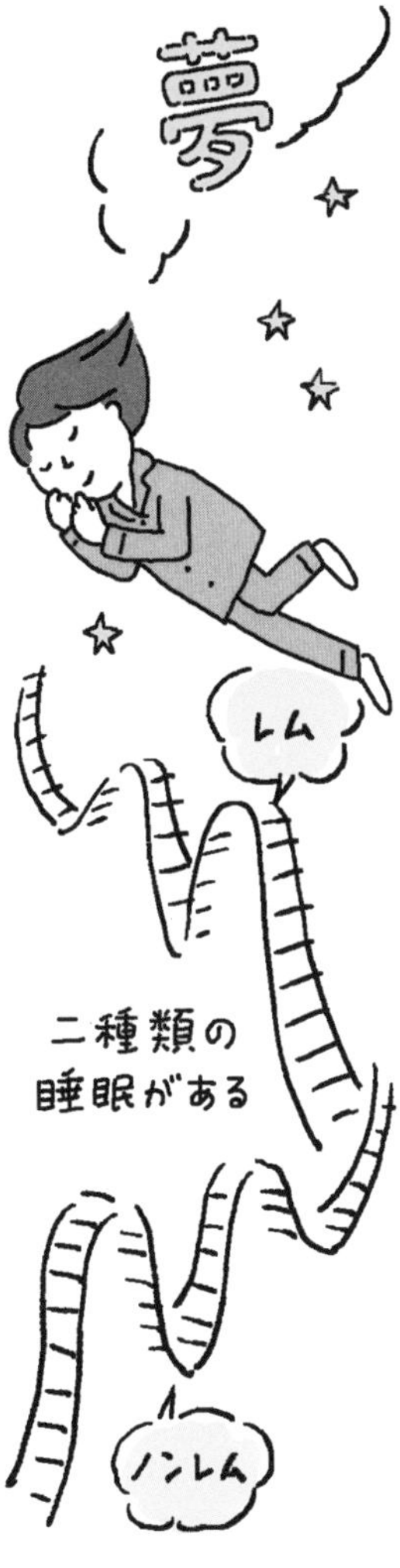

電車で寝ていて横の人に寄りかかるわけ

ここからは睡眠について現段階でわかっていることを詳しく説明していきましょう。

睡眠にはレム睡眠とノンレム睡眠の2種類があることはよく知られています。

レム睡眠のREMとは、rapid eye movement の頭文字をとったもので、「急速な目の動き」という意味です。レム睡眠のときは、眠っていても閉じたまぶたの上から目の玉がぐるぐる動く様子が観察できます。このように目が動いているとき、脳は夢を見ているといわれます。

一方、**ノンレム睡眠はレム睡眠ではない状態です。**

ノンレム睡眠には3段階があり（4段階説もあります）、ノンレムの頭文字のNをとって、いちばん浅いノンレム睡眠をN1、真ん中はN2、そしていちばん深い3段階目の眠りをN3といいます。

人間は一晩に何回かレム睡眠とノンレム睡眠を繰り返すのですが、そこには一定のパターンがあります。

まず入眠するとノンレム睡眠のN1に入ります。そしてN2、N3と深い眠りに移っていく。そして来た道を戻るようにN2、N1に戻り、次にレム睡眠に入ります。

レム睡眠の特徴は、すでに述べたように夢を見ているということです。脳は動いているけれど体は動いていません。**首から下の活動がシャットダウンしている**からです。体が動かないので寝返りも打てません（寝返りを打つのはノンレム睡眠のときです）。

いわゆる金縛りにあうのは、レム睡眠のときに何らかの影響で意識が戻ってしまって、体を動かそうとしても動かないことに気づいてパニックになるからです。

たとえば電車でうたた寝するとき、たまに隣に寄りかかる人はいても、だいたいの人は眠ったまま座った姿勢を保っているでしょう。それは入眠した直後は、N1に入るからです。もしここでレムに入っていたら、体に力が入らず、倒れてしまいます。

うたた寝が本格的な睡眠になり、N1が徐々にN2、N3になると、体から力がだんだん抜けて、船を漕ぐようになり、N2くらいで隣の人に寄りかかってしまうというわけです。

ノンレム睡眠が少ないと認知症になる？

「N1→N2→N3→N2→N1→レム」のワンサイクルの所要時間はおよそ90分です。この**90分サイクルが1晩に3回から4回ぐらい繰り返されます**（図表4－2）。いちばん眠りが深いN3のときに起こされてしまうと、ぼうっとしてなかなか起きられません。N1やレムのときであれば心地よく起きられます。

朝にかけて90分のサイクルを繰り返していくと、N3の深い睡眠の時間が徐々に少なくなって、レム睡眠が増えます。

レム睡眠のときは脳が昼間の経験を整理したり記憶に定着させたりする時間です。ということはレム睡眠の多い後半のほうの睡眠をおろそかにすると、自分が昨日経験したことを記憶として脳に定着させにくくなってしまいます。受験生は勉強のために睡眠時間を削って3時間くらいしか寝ないことがありますが、これではレム睡眠が長くなる手前で起き

図表4－2　眠りのサイクル

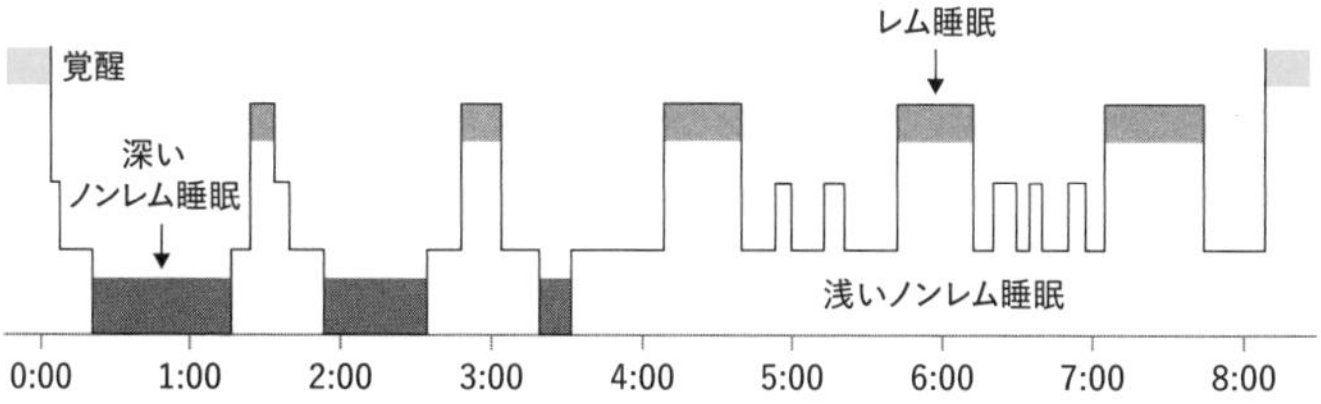

（出所）厚生労働省e-ヘルスネットをもとに作成

ることになります。ちゃんと寝たほうが、記憶の定着などの学習能力が高くなることは知っておいてほしいと思います。

　レム睡眠とノンレム睡眠では、それぞれ体内でおこなわれていることが違います。ノンレム睡眠のときはアミロイドβ《ベータ》という脳の老廃物を脳外に排出することがわかっています。

　アミロイドβは脳内でつくられるタンパク質で、健康な人の脳にもありますが、長期間排出されずに脳内に蓄積することによって認知症になるといわれています。**「認知症にならないためには、1日何時間以上寝なさい」といった基準はありませんが、普通に考えて5～6時間以上は必要でしょう。**

年とともに「眠り足りなくなる」のはしかたない

よく知られていることですが、睡眠は加齢とともに変化します（図表4－3）。ベッドに入っている時間（就床時間といいます）や睡眠時間そのものは、年を取ってもあまり変わりありません。睡眠時間でいうと25歳で7時間程度、45歳で6時間半程度、65歳になっても6時間程度で、そう大きな差はありません。

ただ、若いころはいったん眠りにつくと朝まで一度も目が覚めないのが普通ですが、中高年になると、夜中に何度か目が覚めるようになるのです。図表4－3でも、中途覚醒が年とともにどんどん増えていっているのがわかると思います。

高齢者には「眠れない」「睡眠が足りない」と訴える人が多いのですが、実際は、睡眠量はそれほど変わりません。おそらく、**中途覚醒が多いので、睡眠が足りない感じがするのでしょう。**

図表4－3　睡眠の加齢変化

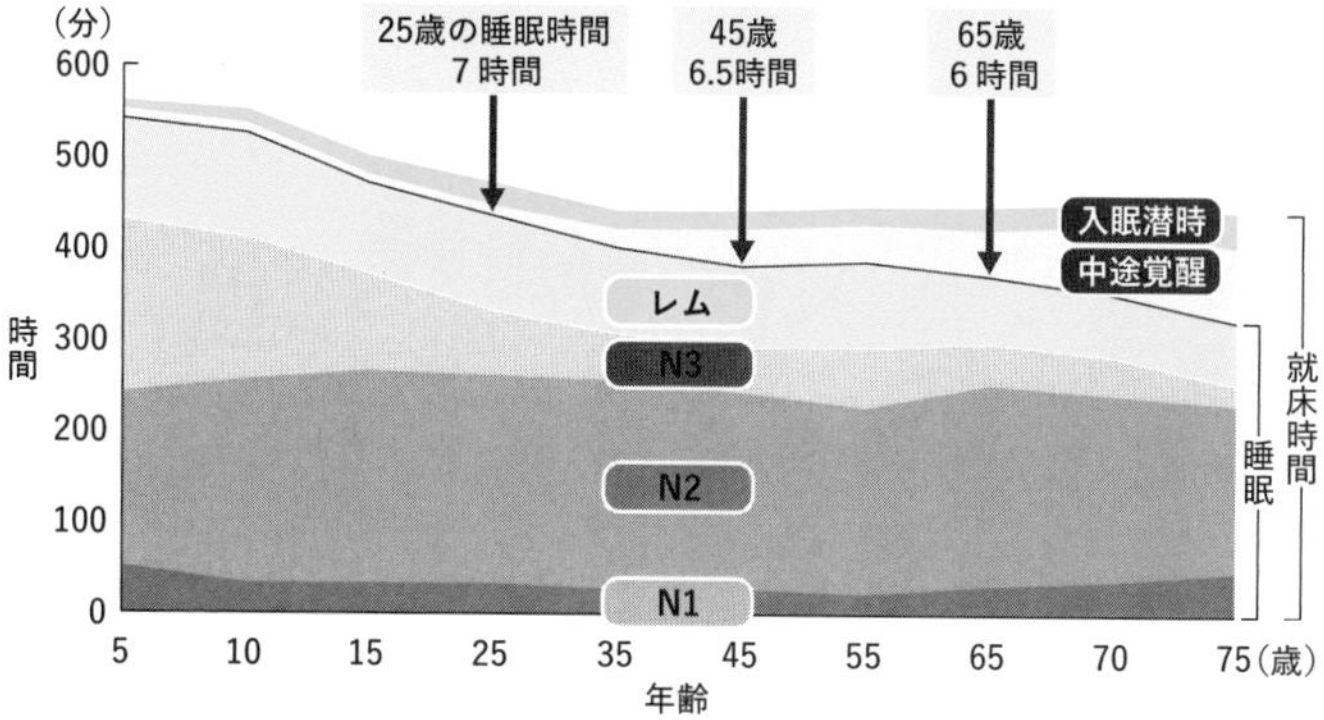

(注) 入眠潜時とは、覚醒から眠りに入るまでの所要時間
(出所) Maurice M. Ohayon, et al. “Meta-Analysis of Quantitative Sleep Parameters from Childhood to Old Age in Healthy Individuals.” *Sleep*, 27(7), 2004 をもとに作成

もしかしたら、昼間うとうとして足りない睡眠を補充してしまっているのかもしれません。

余談ですが、睡眠には多相性睡眠と単相性睡眠があります。多相性睡眠というのは、1日のうちで何度も寝たり起きたりを繰り返す、赤ちゃんのときの睡眠です。成長とともに、一度眠りについたら朝まで起きない単相性睡眠に変わります。

ただし**大人でも多相性睡眠のほうが体にいいという説があります。**サッカー選手のクリスティアーノ・ロナウドが90分の睡眠を1日に5回とる多相性睡眠を取り入れているのは有名ですね。

パワーナップは15分程度が望ましい

夜の睡眠時間が足りない方は、パワーナップをして、足りない睡眠を補うのもおすすめです。

パワーナップとは、15〜20分ほどの短い昼寝のことをいいます。

昼寝にはいいことがたくさんあります。

- 疲れがスッキリとれる
- 判断力・理解力・集中力が上がる
- やる気がアップする
- 自由な発想が生まれやすくなる
- 作業効率が上がる

など、枚挙にいとまがありません。

ただし**あまり長く眠ると今度は夜、眠れなくなってしまいますから、15分程度がいいでしょう。**15分くらいであれば、さきほどの睡眠サイクルでいえば、まだN1ぐらいにいるからです。

N1はそれほど深い眠りではないので、途中で起きてもそれほど不快ではありません。N2やN3に入ってから起こされると目覚めが悪く不快です。しばらくのあいだボーッとした気分を引きずってしまうでしょう。

もし15分以上寝たいのであれば、1時間半後にタイマーをセットすると、スッキリ起きられる可能性があります。1時間半ということは90分、つまりちょうど睡眠周期の1サイクルが終了したところだからです。

もっとも、平均時間が90分というだけであって、人によって1サイクルの長さにはばらつきがあります。90分はあくまで目安ですので、スッキリ起きられる時間をご自身で調整してみてください。

「シンデレラタイム」はウソだった？

一時期「シンデレラタイム」といって、「きれいな肌のためには夜の12時までには寝なさい」といわれていたのをご存じでしょうか。

夜中の12時からはきれいな肌をつくる成長ホルモンが分泌される時間だから、その時間はベッドに入っていなければいけないと盛んにいわれていたのです。

しかしこの説は現在否定されています。

成長ホルモンがきれいな肌をつくるのはそのとおりですが、12時ちょうどから成長ホルモンが出るというのは少々怪しい話です。現在では睡眠が最も深いときであるＮ３という睡眠のステージで成長ホルモンが分泌されることがわかっています。

ではなぜシンデレラタイムなどといわれるようになったのでしょうか。おそらく、成長ホルモンを調べる実験をおこなう時間帯が影響していたのだと思われます。

実験では、被験者はだいたい夜中の12時前に床に就き、ノンレム睡眠に入ったころに血液を採取して分析していたようです。すると血液内にはたしかに成長ホルモンが出ています。これを繰り返すうちに、どうも「12時すぎに成長ホルモンが出る」という説にすりかわっていってしまったようです。

最近の研究では、夜の12時になったから成長ホルモンが出るのではなく、**最初の90分サイクルのN3のときに成長ホルモンが多く出るとわかっています。**もし実験を夜の9時ごろから始めていたら、「夜9時すぎに成長ホルモンが出るから、とにかく早く寝よう」という話になっていたかもしれません。

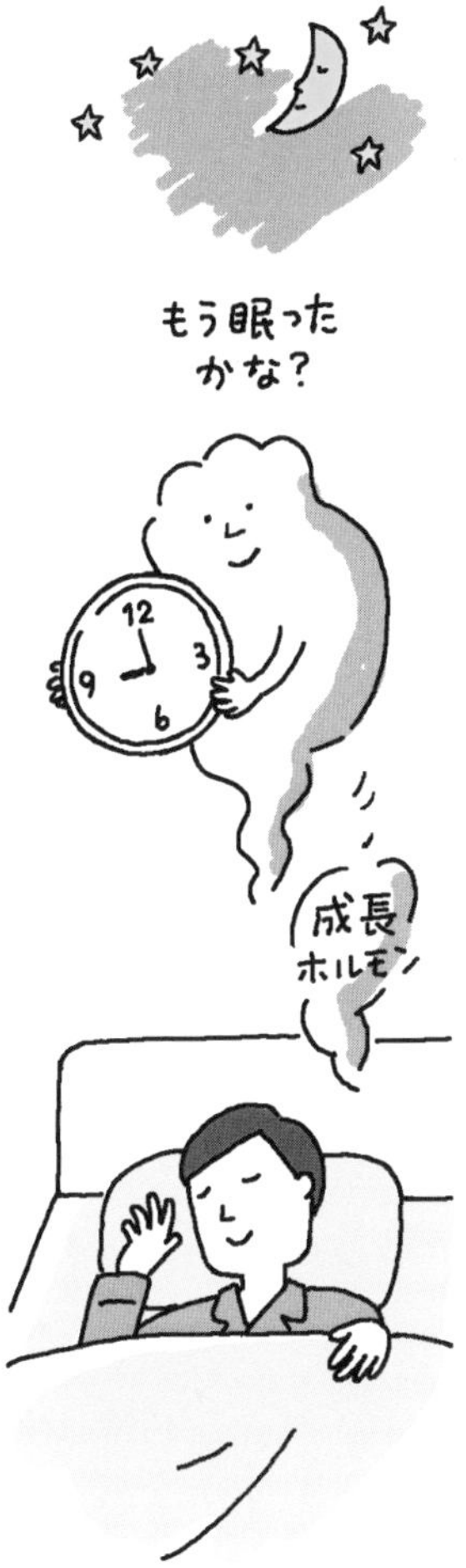

上手な休養のためには「寝すぎない」

ここからは、休養と活力のためにはどのように寝るのがよいかの話に移りましょう。

まず、上手な休養のためには**「寝すぎない」ことを意識する必要もあります。**

理由は2つあります。まず、必要な睡眠時間は人によってまちまちです。睡眠の長さは時間で計ることができますから、平均を出そうと思えば「6時間」とか「8時間」などと算出することが可能です。26ページのOECDデータで紹介したように、日本人の睡眠時間はだいたい7時間ちょっとという平均値が出ています。

しかしそれはあくまで平均値にすぎません。3時間睡眠で十分な人がいる一方で、できれば10時間寝たい人もいます。逆に3時間で十分な人が、10時間寝ようとしてもストレスになるばかりでしょう。

疲れているからといって寝てばかりいるのがよくない理由の2つめは、**休んでばかりい**

ると体の機能が衰えてくることです。つねに適度に動かしていないと、能力がだんだん下がっていきます。

「ベッドレスト」という言葉があります。いわゆる安静にしている状態を指し、横になっているけれど眠っているわけではなく、横になって休養をとっている、寝転がるという意味です。

入院しているときなどがまさにこの状態にあたります。食事ももってきてもらえるし、場合によってはトイレにすら行かなくてもいい。体の内部で生理的な活動をおこなっているけれども、生活上の活動はほぼ止まっている状態です。

ベッドレストの状態が必要以上に長引くと、体の機能はどんどん低下します。

実は**たった1日、寝て過ごすだけでも、骨格筋という体を動かす筋肉の中の筋タンパクがおよそ0・5〜1%減少する**というデータがあります。

筋肉量は20歳くらいがピークで加齢とともに下がっていき、70歳くらいでおよそ6割に減少します。若さや元気を保つためには体を動かしたほうが体力を維持できます。現代人は、仕事中はどうしても座っていることが多くなります。自分の体力をなるべく高い位置に保つには、休日は体を動かすことを心がけてください。

自律神経を整えることも活力になる

自律神経を整える意味でも、寝過ぎはよくありません。復習になりますが、自律神経は交感神経と副交感神経の2種類があり、昼と夜の交代制ではたらくのでしたね。

1日24時間を、昼と夜の2つにわけてみましょう（図表4－4）。朝6時から夕方の6時までが昼間、夕方の6時から朝6時までを夜間とすると、昼間は交感神経が優位の時間帯です。

朝、目が覚めるのは交感神経が優位になり、コルチゾールという興奮系のホルモン物質が分泌されるから。おかげで血圧も少しずつ高くなってはっきりと目が覚めシャキッと活動できるようになります。お昼ごろは活動に最適な体調になって、考える速度や動作の速度が最高に速くなります。体温も1日でいちばん高い状態です。

夕方を迎えると、交感神経から副交感神経にスイッチします。徐々に睡眠誘発ホルモン

図表4－4　サーカディアンリズム

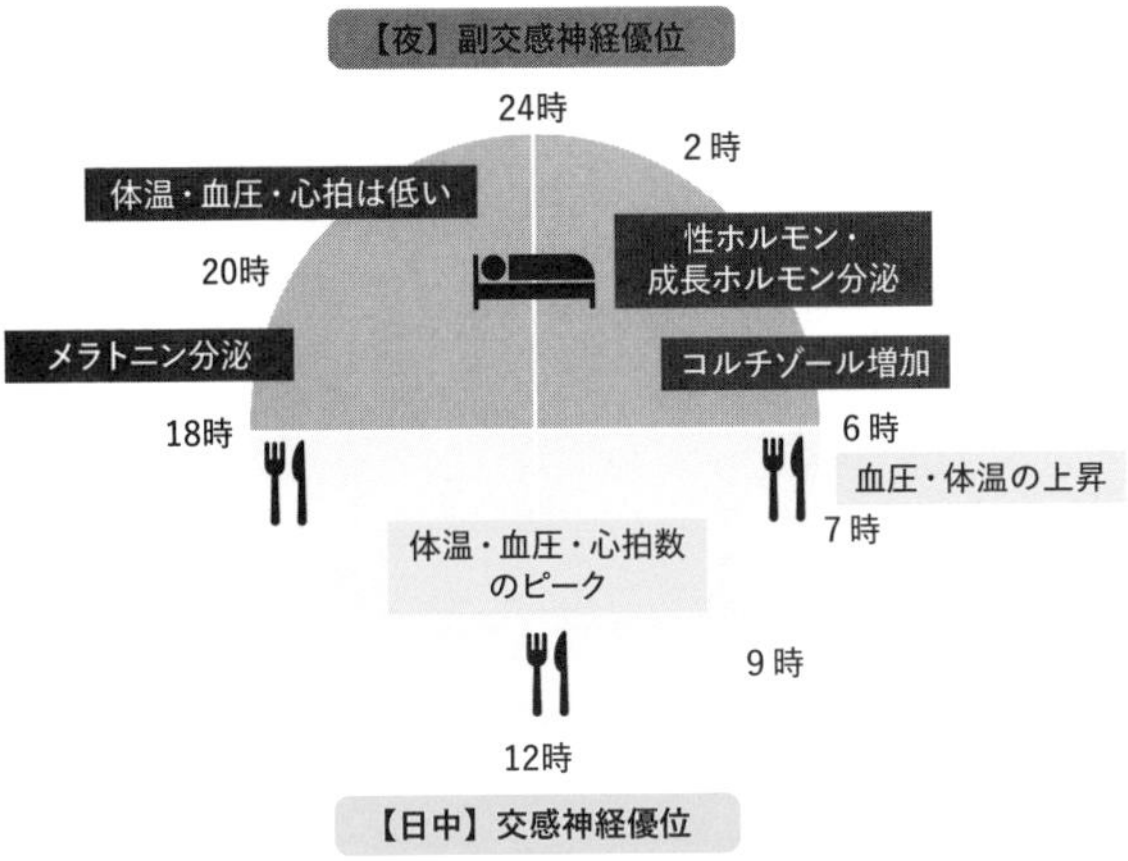

であるメラトニンが脳の松果体というところから出て、体の深部体温が1・5度～1度下がると眠くなってきます。睡眠中、副交感神経がしっかりはたらくと、性ホルモンや成長ホルモンなどが盛んに分泌されます。体温は朝方に一日の中で最低になります。

そして再び朝になります。このように私たちの体は1日のサイクルを刻んでいるわけです。**生物としてのリズムに反した生活をしていると、当然疲れやすくなり、自律神経も乱れて、負のスパイラルに突入**してしまいます。自律神経がはたらくサーカディアンリズムに沿って、規則正しい生活を送ることが自律神経を整えることになります。これが活力を高める第一歩です。

睡眠には3つの調整方法がある

これまでは「寝すぎる」ことが問題だとお話ししてきましたが、中には「よく眠れない」という人もいるかと思います。これはこれで「攻めの休養」にとっては問題です。

いったん睡眠のリズムが狂うと、なかなか寝つけなかったり、昼間に眠気が襲ってきたりと、思いどおりにならないものです。

しかし、調整する方法がないわけではありません。現在、医療で使われている**睡眠薬には大きく分けて恒常性調節系、覚醒調節系、体内時計系の3種類があります**（図表4－5）。それぞれの薬が体のどこにどんなふうに作用するかという効き方を知れば、薬を飲まなくても、どうすれば眠りにつきやすくなるか、自分の場合は何が安眠を妨げているのかが理解できるようになるでしょう。

まずは「恒常性調節系」とでもいうべき方法です。恒常性調節系という名称は、人間は

図表4－5　睡眠調整の3つのシステム

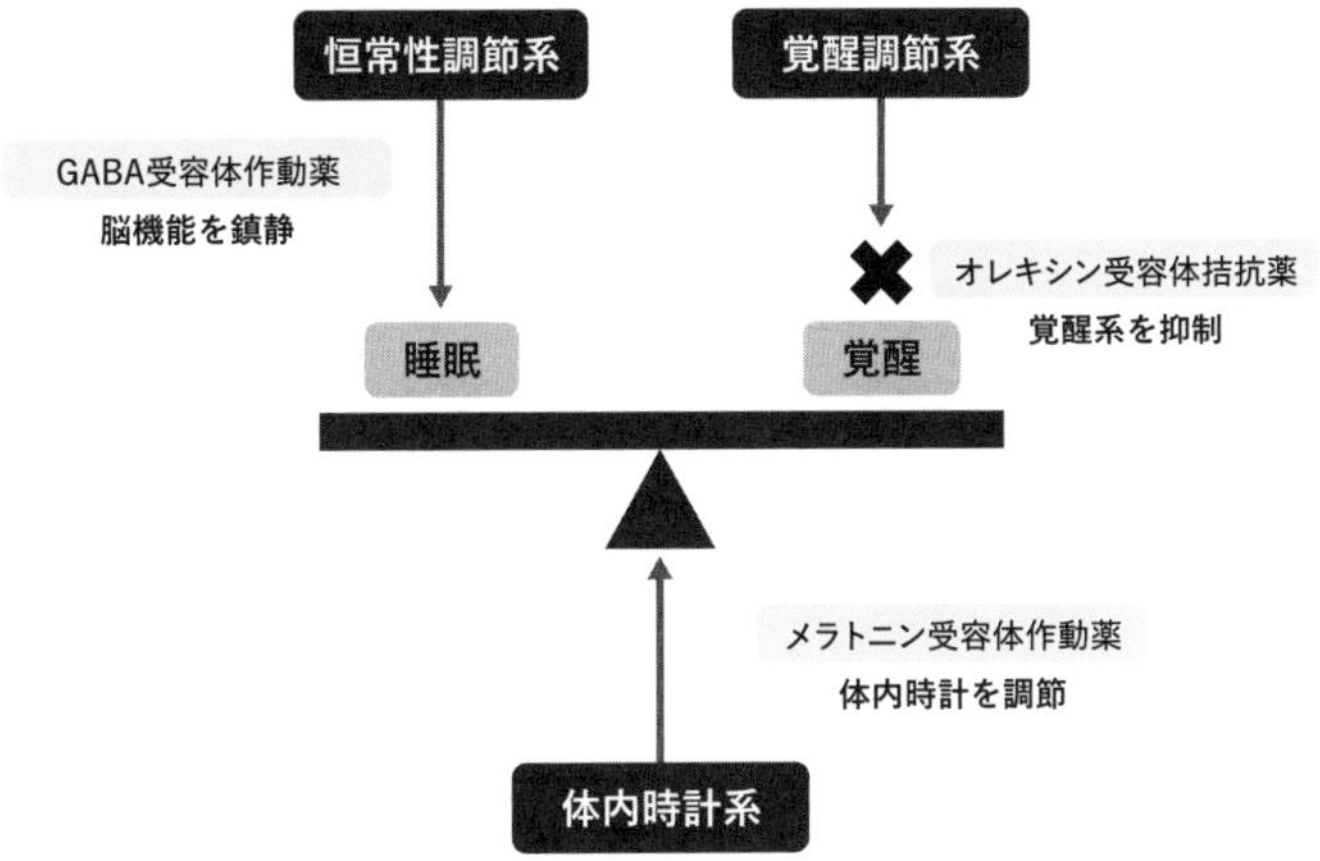

眠くなったら寝るのが恒常的なサイクルなので、そこからついたのでしょう。

興奮して寝つけない人にはＧＡＢＡという気持ちを落ち着かせる神経伝達物質を処方して、「もっとリラックスして、落ち着いてゆっくりお休みなさい」と働きかけて、恒常性をとりもどそうとする方法です。最近、チョコレートやガムにＧＡＢＡが入っている商品をよく見かけますね。

要は、薬を飲まなくても**気持ちが落ち着くようにすればいい**わけです。「興奮して寝られないことが多い」という自覚のある人は、寝る前に交感神経を刺激するようなことは避け、副交感神経を高める工夫をするといいでしょう。

夜に強い光を浴びるとよくない

睡眠の調整方法2つめの「覚醒調節系」は、**「目が覚める要因をシャットダウンする」という考え方**です。具体的にはオレキシンという覚醒をうながす物質をシャットダウンします。睡眠薬を飲まずにこれを急に止めるのは難しいのですが、普通は夜になるとオレキシンは出なくなるので、日頃から生活のリズムを一定に保つことでオレキシンの分泌を減らしていけます。

睡眠の調整方法のもう1つは「体内時計系」です。薬を飲む場合は、メラトニン受容体作動薬を利用して、体内時計を調節して夜になると自然と眠くなるようにする方法です。

182ページで説明したように、夜になるとメラトニンという睡眠誘発ホルモンが出てきます。メラトニンは朝、起きて太陽の光を浴びてから14〜16時間後に分泌が始まるので、**寝る14〜16時間前に日光を浴びることで、メラトニンの分泌の時間を入眠時刻に合わせて**

調整すれば、薬に頼らず睡眠時間を調整できます。

夕方以降に2500ルクス以上の強い光を浴びたり、パソコンやスマホのブルーライトを見たりするのはやめておきましょう。脳の松果体という部分が、「日が長くなった」と錯覚して、メラトニンの分泌を抑制して眠れなくなってしまいます。

2500ルクス以上の強い光とはどのくらいの明るさかというと、晴れた日のオフィスがちょうどそのくらいです。夜間の家庭の明るさが500～700ルクスですから、かなりまぶしいと感じるでしょう。夜間のコンビニが1500～1800ルクスなので、会社帰りにコンビニに寄るくらいなら睡眠に影響はなさそうです。

ブルーライトは波長が380～495ナノメートルの青色光のことで、人間が目で見ることができる可視光線の中でも最も強い光です。そのため目の角膜や水晶体で吸収されず、網膜まで達します。パソコンやスマホのLEDディスプレーやLED照明によく使われているので、寝る前にスマホを見るのはよくないといわれるようになりました。

どうしてもベッドでスマホを見てしまうのであれば、スマホの画面にブルーライトをカットする機能のある保護フィルムを貼るとか、専用の眼鏡をかけるなどの工夫をするのがいいでしょう。不眠を解消する医学的な考え方を知って、上手に休息をとってください。

第5章

新しい「休み方」を始めよう

仕事が一段落しなくても、まず休む

あなたは日ごろ、休養を予定に入れてスケジュールを組んでいますか？

つい仕事を優先してしまい、余った時間で休息をとる、というスタイルになっていないでしょうか。

日本の多くの会社は3月末が年度末で、4月から新しい年度がスタートしますが、私が住んでいたドイツでは12月末日で1年が終わり、1月1日から次の年度がスタートします。

新年のはじめにまず何をするか。実は、**それぞれのメンバーがその年に長期休暇をいつとるかをみんなで話し合う**のです。

「あなたはいつとる？」

「私はここでとる」

カレンダーに休みを書き込むことから1年の仕事が始まります。つまり**先に休みを確保**

しておくわけです。そして、休みが来たら何をおいても休みます。一方、日本人は、

「仕事が落ち着いたら休もう」

「ヒマになったら休みをとろう」

「区切りがいいところまでやってしまおう」

というように、仕事に休みを合わせ、疲れ切った状態で長期休暇に突入することが多いように思います。これではいかにも無計画です。

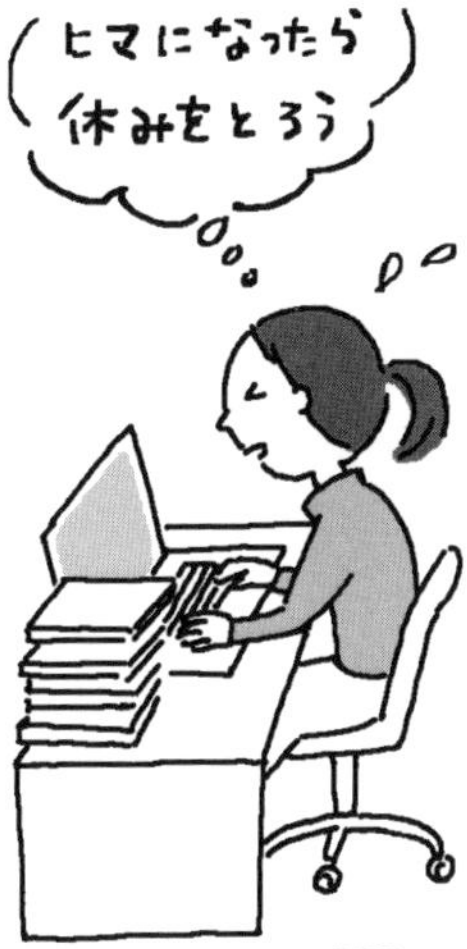

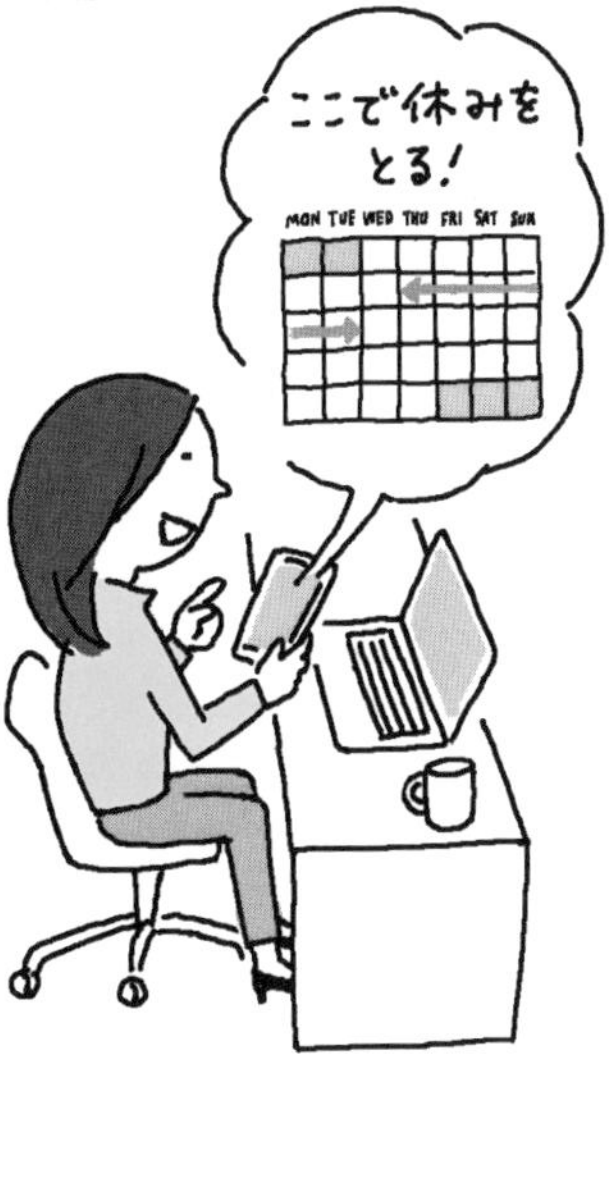

これから疲れそうだから、先に休んでおく

理想をいうと、長期休暇は繁忙期の前にとるとよいと思います。十分に休養と活力を得た状態で、仕事のピークに突入できるからです。

たとえば山登りに行くとき、私たちは、

「食料や水をどれくらいもっていこうか」

「もしかして途中で泊まるかもしれないから、寝袋ももっていこう」

というように、先のことに想像をめぐらせて準備をするでしょう。

同じように、この先どんな活動をして疲労するかを予見して、それに必要なエネルギーである活力をためておくのです。

疲労したから休むのではなく、疲労しそうだから先に休んでおく、といってもいいでしょう。

これは長期休暇に限ったことではなく、毎日・毎週のスケジュール管理にもいえる話です。

「明日は子どもと一緒に公園に行って、そのあと食料品の買い出しにも行くから、たぶんすごく疲れるな。今日は早く寝て、エネルギーを蓄えておこう」

「今週はデスクワークが中心だから、それほど体力は消耗しないだろう。エネルギーはそんなに必要ないかもしれないな」

こんなふうに、**予定される活動から逆算して、必要な活力を蓄えておく**という発想に、ぜひ、切り替えてみてください。

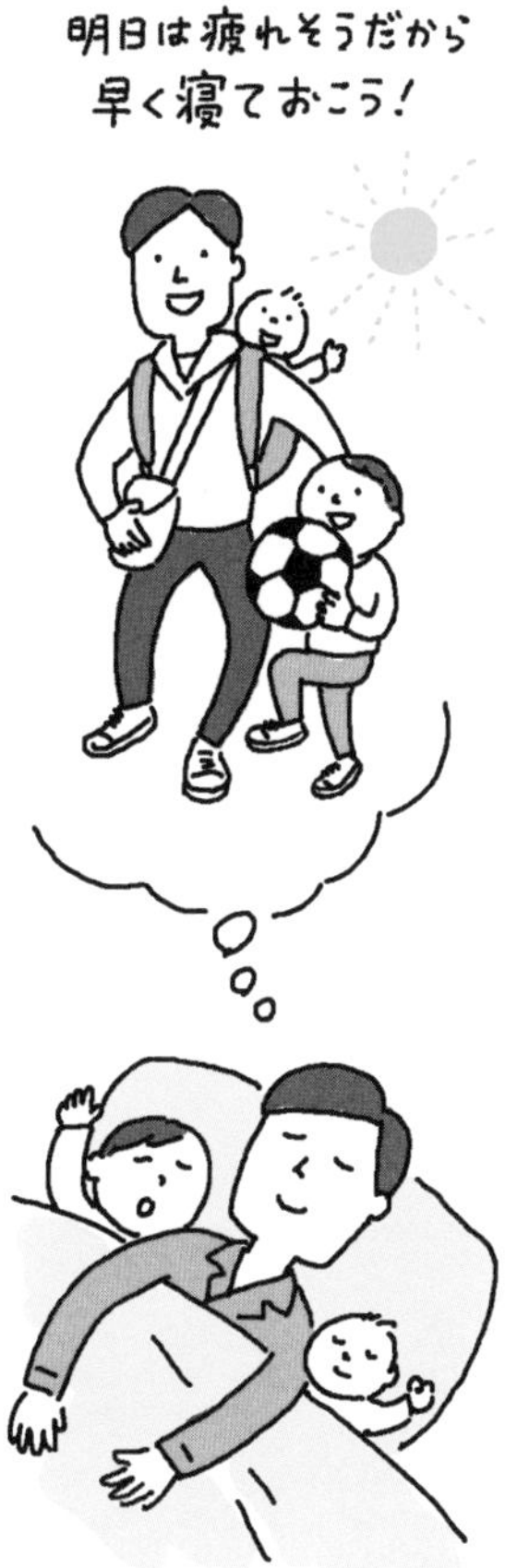

手帳を「土曜日」に開くようにするだけで

皆さん常日頃、手帳やスマホでスケジュールを管理していると思います。たいていは週末が終わった日曜日に手帳を開いて、明日から1週間の日程を確認することが多いのではないでしょうか。明日からは、ぜひそれをやめてください。

そのかわりに、**週末がはじまる土曜日に手帳を開いて、次の月曜日からの1週間の日程を俯瞰する**ようにしていただきたいと思います。

次の平日5日間のスケジュールがギチギチにつまっているようだったら、この土日はとにかく攻めの休養にあててください。しっかりと休養し、活力をとりもどして100%に充電しておき、月、火、水……と少しずつ消耗しながら、金曜日でほぼ使い切る。これが理想です。

私たちは得てして、自分の活動能力は無限大だと錯覚して、予定をどんどん入れてしまいがちです。もし、土曜日に「この週末はどうしても十分な休養がとれない」と判断したら、次の平日5日間のスケジュールはいくつかその翌週に移す、あるいは誰かほかの人に頼む、といった調整をしてもよいでしょう。

卵が先か、鶏が先かというような話ですが、とにかく、**「平日のあとの土日で休む」のではなく、「土日に休んだ分で平日働く」**と考えるようにしてみてください。

市販されている手帳や、スマホのカレンダー画面はどれも「月曜始まり」か「日曜始まり」になっています。個人的には、すべて「土曜始まり」に変えていただきたいくらいです（笑）。

もちろんものごとは計算どおりにいかないこともあります。火曜日ではまだ80％のエネルギー残量があったのに、水曜日がとても忙しくて一気に50％を割ってしまうかもしれません。そんなときは、「じゃあ、お昼休みに仮眠をとろう」とか、あるいは「同僚と一緒においしいものを食べて楽しく過ごそう」というように、週の途中でエネルギーを補給するようにしてはどうでしょう。

本格的に疲れる前に、ちょこちょこ休んだり、まめに小さな活力を得たりしておくわけです。

すき間時間こそ休養するのにぴったり

「昨日の夜もちゃんと休めなかった」

「次の日曜日は休みたいけれど、休日出勤で無理そうだ」

私たちが休養を考えるとき、こんなふうに、朝・昼・夜だとか、土曜日、日曜日といったくくりで考えてはいないでしょうか。

現実的には、一晩しっかり休養する、あるいは1日まるまる休養にあてるというのはなかなか簡単なことではありません。休みたいのに休めなかったとなると、気分的にもどうもすっきりしませんね。

でも大丈夫です。実際は、**仕事の合間のちょっとしたすき間時間でも、十分に休養にあてることができます。**

うちの奥さんを見ていると、よく近所の方と立ち話をしています。私からすると「なんでそんなにしゃべることがあるんだろう」という感じなのですが、彼女にとってはそれが大事な休養なのです。

例の7タイプの休養モデル（115ページ）でいえば、近所の方との立ち話は「親交」の要素もありますし、「転換」の要素もあります。しかもちょっとした時間にできることですから、上手な休養の仕方だと思います。

このように、考え方を変えれば、**5分、3分、それこそ1分でもできる休養はたくさんあります。**

椅子から立ち上がって深呼吸をして、ついでに思い切り伸びをしてみるとか、目が合った人にほほえんであいさつしてみるとか、ちょっと空いた時間に何かつくってみるのも、立派な休養です。

あなたは平日の昼食をどんなふうにとっていますか？　会社の自分の席でパソコンとにらめっこしながらコンビニのお弁当を広げていないでしょうか。明日からは、社内の共有スペースで食べてみたり、公園で日差しを浴びながら食べてみたりするのはどうでしょう。少しだけ行動を変えることで休養の質はどんどん高まっていくはずです。

疲労感をレコーディングする

アスリートたちは毎日、日誌を書いて自分のコンディションを「見える化」しています。なかでも朝、起きたときの感覚を大切にしていて、今日は体調がいいとか悪いとか判断し、それに合わせてその日のトレーニングメニューを組んだりします。

体調はその日その日で違うのが当たり前です。人間の体はスマホではないのですから、朝起きたら自動的に100%充電できているわけではありません。

アスリートたちは日誌を何年も書き続けると、「こんな体調のときは、だいたいこのくらいのパフォーマンスしか出ないな」「これ以上無理をするとケガをするな」とわかるようになるそうです。だから自分自身で調整するようになります。

自分でそれができない選手には、トレーナーが「今はこういう状態だから、あまり根《こん》を詰めないほうがいいね。練習はこのぐらいにしておこうか」と助言したりしています。

仕事の現場では、上司がトレーナー役を果たすべきです。運送会社の管理部門などでは「しっかり休めていますか」と聞いたり、運転の前に検査をしたりするところも少しずつ増えてきているようです。

しかし自分の体調は自分にしかわからない部分があるので、最終的には本人が責任をもって把握するのがいちばんです。

ビジネスパーソンの皆さんも、手帳の片隅に体調を表す記号や数字を書き込んでみる、スマホにメモをするなどしてみてください。ダイエットのためにその日食べたものを記録する「レコーディングダイエット」という方法がありますが、それと同じです。ぜひ、**自分で自分の体の声をチェックして、記録してみてほしい**と思います。

レコーディングを続け、自分の疲労に敏感になると、「会社を休むほどではないけれど、さっきからミスが多いな」とか「今日は体調がすぐれないから、早く帰ったほうがいいかな」などと気づけるようになります。

疲労がピークに達したと判断したら、会社に行かないという選択肢もあります。

その日に対面の会議の予定があったとしても、幸い、今はオンラインでミーティングもできますし、メールやチャットでのやりとりに変更してもらってもいいでしょう。

「休んだときはお互いさま」の精神で

ドイツでは、「連邦休暇法」という法律があり、従業員に年間24日以上の休暇を与えないと雇用者が罰せられてしまいます。

聞いた話によれば、このようになったのは宗教上の理由もあるようです。

キリスト教の考えでは、働くことは美徳ではなく「罰」。「苦役としてやらされている」という発想ですから、一緒に働いていても、「早く帰りたい、会社には可能なかぎりいたくない」という人ばかりでした。

日本人の感覚からすると、「そんなに帰りたくてソワソワしていたら、仕事に身が入らないのでは？」と思ってしまいますが、実際は逆です。

限られた時間内に、いかに集中して効率よく仕事をするか、休みをとるために、がんばって仕事を片づけよう……と知恵をしぼります。

だから生産性が高いのです。

その点、日本人は長時間、文句をいわずに働くので「働き者」だというイメージがありますが、実際は1時間あたりの生産性が上がりません。非効率な仕事をしているときもあるような気がします。

ドイツの人たちは、休みの前になると、

「私は週末、ここに行ってこういうふうに過ごすんだ」

とうれしそうに語るし、休み明けには本当に元気でリフレッシュしていて、

「こんなふうに楽しく遊んだよ」

という話で盛り上がります。

もちろん、誰かが長期休暇をとると仕事に穴があきます。ただ、取引先も**「担当者が休みだったら仕方がない、じゃあ待つか」**とあきらめてくれます。

つまり「休んだときはお互いさまだから」と社会が容認しているのです。

もちろん医療機関など一分一秒を争うような緊急の問題は別ですが、ちょっとした問い合わせ程度なら、回答が数週間後になってもそれほど大きな問題ではないことが多いのではないでしょうか。

「勤務間インターバル」が広がりつつある

日本では誰かが休むとすぐ「誰かほかの人が代わりをしないと困る」という話になります。これでは気軽に休みをとることができません。

会社によっては、有休をとる人は朝礼で前もって、「○日から×日まで有休をいただきます。ご迷惑をかけて申し訳ありません」と頭を下げるルールまであるそうです。

そんななか、日本でもようやく、働き方を見直す動きが出てきています。

1993年にEU（欧州連合）で発令された「労働時間指令」をお手本にしたもので、「勤務間インターバル」「勤務時間インターバル」などと呼ばれます。

EU指令は「24時間のうち11時間は休息時間をとらなければいけない」というもので、簡単にいえば、**何時間もぶっ通しで働くことを禁じ、一定時間の休憩をはさむことを義務**

づけています。

たとえばある日の夜12時まで残業したとしましょう。勤務間インターバルを適用すると、次の勤務につくまでに11時間の休息時間をとらなければいけませんから、翌日の仕事のスタートは午前11時以降になります。

休息の11時間には、当然、睡眠や食事の時間、家族で過ごす時間、プライベートの時間も含まれます。

この勤務時間インターバルは、日本ではまだ義務化にまでいたっておらず、努力義務にとどまっています。とはいえ、最近少しずつですがこの言葉が広がっており、推奨する企業や公官庁も出てきています。このような形でハードワークが改まることを期待していま す。

コロナ禍をきっかけに在宅勤務が一般化したこともあり、**会社で長時間働いているだけで評価されることも減ってきた**ように思います。リモートワークでは、社員が「今日は△時間勤務しました」と申告しても、それが本当かどうか確認さえできませんからね。仕事をした時間の長さではなく、仕事の質や量を重視する時代に、一歩ずつですが進み始めています。

日本の職場も変わり始めた

経営者の間でも、

「仕事をした時間の長さではなく、仕事の質や量を重視する」

「同じ目標を達成するのだったら短い時間で達成したほうが優秀だ」

「限られた時間の中で、いかに効率を高めるかが大事だ」

という考え方が少しずつ浸透し始めています。

私が若いころは、上司からの指示には、どこかあいまいなところがありました。たとえば締切りには触れず「がんばって」とだけいわれる。別に急かされているわけではないのに、部下は「とにかく早く仕上げたほうがいいのだろう」と、その日のうちに終わらせようと無理をする。とにかくハードワークが当然、という空気があったのです。

もし上司が「この仕事は今週中でいいよ」といえば、部下は自分なりに仕事の計画を立てられますから、残業せずに済みます。

つまり、上司が部下に仕事の期限や期待するレベル、つまり**遅くてもていねいなほうがいいのか、多少大ざっぱでも早いほうがいいかなどを明確に示していれば、部下は自分の裁量で仕事の進め方を判断できるのです。**

最近は、明確な指示が心がけられてきているようです。仕事の進め方をＫＰＩ（重要業績評価指標）で判断する会社も増えています。そうなると、「今期の目標はすでに達成したから、もう残業してまでがんばらなくていい」などとわかります。日本の職場もこんなふうに少しずつ変わってきていると思います。

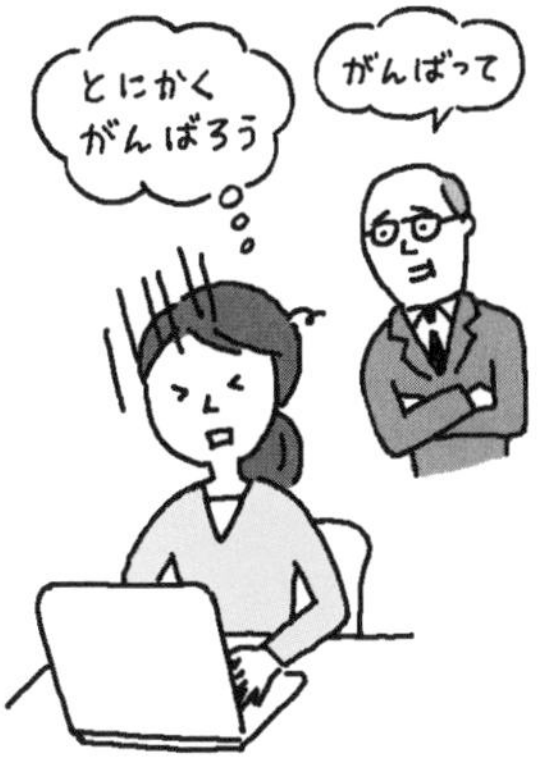
がんばって
とにかく がんばろう

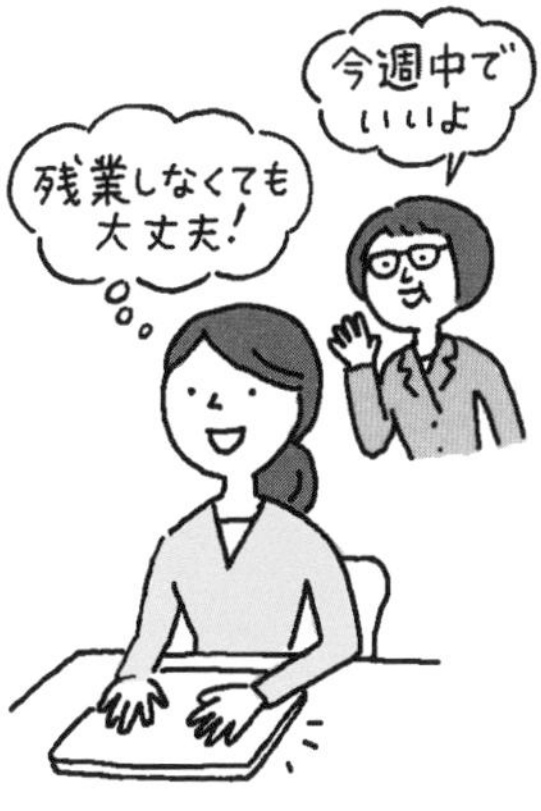
今週中で いいよ
残業しなくても 大丈夫!

「休むときはしっかり休む」へ発想を変えよう

こういう時代には、**私たちの意識改革も必要になってきます。**もし自分の会社が勤務間インターバルを実施したら、次に仕事に就くのは終業から11時間後ですから、仕事が残っても明日早く来てやるわけにはいきません。限られた時間以内に与えられた仕事を終わらせなければ、自分の評価にもかかわってきます。おのずと、「できるだけ生産性を高めよう」という発想になるはずです。

生産性を高めるためには、自分の能力を100%発揮しなければいけません。第1章で紹介したプレゼンティーズムのように、**「出社はしているけれど、ボーッと机に座っているだけ」というようなことは許されなくなってきます。**

このように、日本の職場も「働くときは集中してがんばるけれど、休むときはしっかりと休む」という発想に変わっていくのではないでしょうか。

適切な例ではないかもしれませんが、ＬＧＢＴＱなど性的少数者の方々はこれまで、周囲につらく当たられたりしたことがあったと思います。しかし最近は社会全体の理解が進んできて、そのようなことは減る傾向にあります。休むことに関しても、社会の理解が深まれば、さぼりやなまけと思われることも少なくなるのではないでしょうか。

「疲れたときは遠慮なく休める社会」にするためには、まず会社の経営者や上層部の意識が変わる必要があります。総務や人事など管理部門の休養リテラシーを上げることも必要ですし、50人以上の企業なら産業医や産業保健師がいるので、そういった方々にはぜひ休養についてより理解していただきたいと思います。

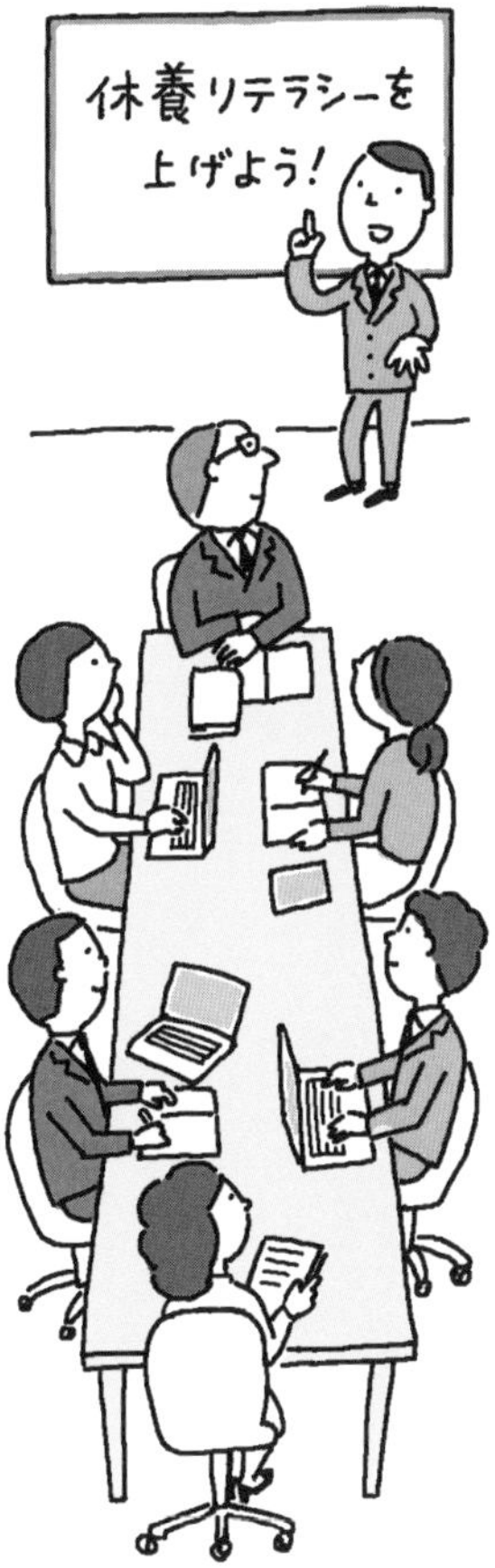

疲労で休むのは仮病ではない

私は「休むことに罪悪感がある」という人にいつもいうのですが、休むことは、なまけではありません。

繰り返しますが、疲労とは活動能力が低下している状態です。健康なら出せるパフォーマンスが100％出せない状態が疲労です。そのせいで休みたいのであれば、それは仮病とはいいません。

もし疲れていないのに休みたいというなら、それは仮病かもしれません。あるいは、いじめなどほかの問題があるか、別の病気かもしれません。しかし明らかにパフォーマンスが落ちているのであれば、それは仮病ではないのです。

これまで、私たちは疲れていても、それを無視して無理をするのが社会人としての責任だと思ってきました。しかしこれからの時代は、**疲労をこまめに感知してこまめに対策を**

打ち、疲れていないベストな状態で仕事をするのが、社会人としての責任ではないでしょうか。

それでも生真面目な人は「休んではいけない」と思うかもしれません。そんなときはこんなふうに考えてみてください。

「会社は100%のパフォーマンスが出ることを期待して自分と雇用契約している。70%とか50%のパフォーマンスしか出せないのに出社するということは、契約の不履行になりかねない」

100%のパフォーマンスを前提に契約しているのに、50%のパフォーマンスしか出せなければ、会社からすればむしろ損失になっているわけです。

それよりは有休を消化してでもしっかり休みをとり、100%のパフォーマンスが出せる状態で会社に行くことが、会社のためにもなる。こう考えれば、休むことへの罪悪感も払拭されるのではないでしょうか。

皆さん一人ひとりの新しい「休み方」が、日本を変えていく――私はそう信じています。

column

疲労は未病です

今の医学は「疾病生成論」が前提となっている

「疾病生成論（pathogenesis）」という言葉を聞いたことがあるでしょうか。

何か原因があるから、疾病が生まれる。**病気の原因をつきとめてそれを取り去れば、その病気はなくなる**という考え方です。西洋医学は、この疾病生成論に基づいています。

どうも日本では、ストレスや疲労に関しても、病気と同じように「寝て、体を休めて、取り去ればいい」というふうに考えられてきたように思います。

私はストレスや疲労に疾病生成論を当てはめるのは難しいと考えています。

そもそも疲労やストレスの原因を完全に取り除くことは不可能です。もし仕事や家事がストレスの原因であっても、それをまったくせずに生きていくことは困難です。

疲労やストレスにつぶされることなく健康になるためには、疾病生成論ではなく、「健康生成論（salutogenesis）」で考えざるをえないと思います。

健康生成論とは、今の状態に何を足せば健康になるかという発想です。

そもそも、健康とはどういう状態をいうのでしょうか。実は日本ではまだ戦後まもない1947年に、WHO（世界保健機関）が定義しています。それによれば健康とは、「肉体的にも、精神的にも、そして社会的にも、すべてが満たされた状態」。しかしこの定義も少し抽象的ですね。「満たされている」とはどういうことか、少しわかりにくく感じます。

国民皆保険制度が線引きする「健康」と「病気」

こんなふうに健康の定義にクエスチョンマークを残したまま、日本では1958年に国民健康保険法が制定され、1961年に全国の市町村で国民健康保険事業が始まりました。これは赤ちゃんからお年寄りまですべての人が健康保険に加入し、誰でも・いつでも・どこでも保険医療を受けられる皆保険制度で、画期的な制度でした。昔は病気になっても治療費が払えず医者にかかれない人も少なくなかったのです。

しかし休養学の見地からあえていうと、この健康保険にはやや問題があります。それは健康保険が病気になったときの医療費負担をみんなで保険料を出し合ってまかなうものである以上、それを利用する資格があるかどうか、どこかで線引きをしなければならないということです。つまり、**「ここまでは病気ではないけれど、ここから先は病気です」というような、健康と病気を二分する境界線をつくらなければいけなくなってしまったのです。**

現在の医療制度では、極端にいえば、自分では健康だと思っていても、医師が「あなたは病気です」という診断を下したら、その瞬間から病気だということになります。逆に病気だという自覚があっても、検査の結果が正常値の範囲内であれば、「たいしたことはないでしょう。とりあえずようすを見てください」といわれて帰されますから、病気ではないことになります。**病気でない以上、その人は健康であると判断されます。**

2種類の「未病」

何らかの不調を感じたから病院に行ったのに、健康だということにしてよいのでしょうか。現に不調を感じている人を健康と断言するのは乱暴すぎないでしょうか。

そこで注目されているのが「未病」という概念です。これはもともと2000年くらい前の中国の医学書に出てくる言葉で、病気ではないけれど健康でもない状態をいいます。

日本未病学会という学会もあります。この学会では、約2000年前の中国の未病とは別に、「自覚症状はないが検査では異常がある状態」（西洋型未病）と、「自覚症状はあるが検査では異常がない状態」（東洋型未病）の2つにわけ、これらを未病期であると定義し、さらに「病気に近い未病（M－Ⅰ）」と「健康に近い未病（M－Ⅱ）」に分類しています。

病気に近い未病（M－Ⅰ）とは、検査をすると異常値を示すけれど、自覚症状がない状態です。実は、こういうことはめずらしくありません。たとえば初期段階の高血圧や糖尿病は、血圧を測ったり血液検査をしたりすると異常値が出ますが、本人は何も自覚症状がありません。しかしこの場合は医師による治療という介入が可能です。

問題はM－Ⅱのほうで、こちらは自覚症状はありますが、「なんだか体調が悪い」といって検査をしても異常値に至らない状態です。

未病に取り組むのは私たち一人ひとり

「なんだか体調が悪い」というのは、疲労を感じている状態にほかなりません。すなわち、疲労は一種の未病だといえます。

しかし、**未病すなわち「病気ではないが健康でもない」状態は、疾病生成論が前提の西**

洋医学では、治療の対象からこぼれおちてしまいます。かといって、健康に近い未病（M－Ⅱ）まで治療していたら、日本の医療はパンクしてしまいかねません。

医療の介入ができない以上、自分でどうにかするしかありません。ただ、これはあながち悪いことではありません。処方箋がなくても薬局で買える薬を飲んだり、「運動したほうがいいんだろうな」「食事に気をつけようかな」「睡眠が足りないのかな」と考えたり、健康情報を一生懸命集めたり……まさに、「今の状態に何を足せば健康になるだろうか」という健康生成論の発想にもとづいて、自分でアクションするようになるからです。

健康を維持する主体は医師でも誰でもなく、自分自身です。**疲れ＝未病は、一人ひとりが健康生成論にのっとって、自主的に対処していくもの**なのだと思います。

ただし、今の世の中は情報があふれているだけに、迷うことも多いでしょう。私はこのような方々を、**未病難民**とか**休養難民**と呼んでいます。

私たちはこのような方々に、休養についての科学的な知識をもってほしいと考え、「休養士」という休養の専門家の育成もおこなっています。興味のある方は、日本リカバリー協会のサイト（https://www.recovery.or.jp/）をご覧ください。

【著者紹介】
片野秀樹（かたの　ひでき）
博士(医学)、一般社団法人日本リカバリー協会代表理事。株式会社ベネクス執行役員。
東海大学大学院医学研究科、東海大学健康科学部研究員、東海大学医学部研究員、日本体育大学体育学部研究員、特定国立研究開発法人理化学研究所客員研究員を経て、現在は一般財団法人博慈会老人病研究所客員研究員、一般社団法人日本未病総合研究所未病公認講師(休養学)も務める。日本リカバリー協会では、休養に関する社会の不理解解消やリテラシー向上を目指して啓発活動に取り組んでいる。編著書に『休養学基礎：疲労を防ぐ！健康指導に活かす』(共編著、メディカ出版)。

あなたを疲れから救う
休養学

2024年 3月12日　第1刷発行
2024年10月15日　第11刷発行

著　者――片野秀樹
発行者――田北浩章
発行所――東洋経済新報社
〒103-8345　東京都中央区日本橋本石町 1-2-1
電話＝東洋経済コールセンター　03(6386)1040
https://toyokeizai.net/

装　丁………小口翔平+畑中茜(tobufune)
D T P………キャップス
イラスト………富永三紗子
印　刷………港北メディアサービス
製　本………積信堂
編集協力……長山清子
編集担当……髙橋由里
 Printed in Japan　ISBN 978-4-492-04748-4